血脑屏障药理学

结构·功能·疾病

牛红妹　著

中国科学技术出版社
·北　京·

图书在版编目（CIP）数据

血脑屏障药理学 : 结构·功能·疾病 / 牛红妹著 . 北京 : 中国科学技术出版社，2025. 6. --
ISBN 978-7-5236-1424-2

Ⅰ. Q46；R969

中国国家版本馆 CIP 数据核字第 2025XE4002 号

策划编辑	黄维佳　刘　阳	
责任编辑	韩　放	
装帧设计	佳木水轩	
责任印制	徐　飞	

出　　版	中国科学技术出版社	
发　　行	中国科学技术出版社有限公司	
地　　址	北京市海淀区中关村南大街 16 号	
邮　　编	100081	
发行电话	010-62173865	
传　　真	010-62179148	
网　　址	http://www.cspbooks.com.cn	

开　　本	787mm×1092mm　1/16	
字　　数	122 千字	
印　　张	10	
版　　次	2025 年 6 月第 1 版	
印　　次	2025 年 6 月第 1 次印刷	
印　　刷	北京博海升彩色印刷有限公司	
书　　号	ISBN 978-7-5236-1424-2	
定　　价	88.00 元	

作者简介

牛红妹，女，首都医科大学药理学博士。西北民族大学医学部讲师，硕士研究生导师。中国民族医药学会外科分会常务理事，中华中医药学会中药基础理论分会青年委员，国家自然科学基金评审专家，甘肃省第四批科技专员，《中医药研究前沿杂志》编委，*Life Science and Technology* 审稿人。主要研究方向为神经药理，从事药理学相关的研究与教学，先后承担医用化学、药理学、高级护理药理学等教学工作，教学经验丰富。主持国家自然科学基金项目、省级及地厅级项目、中央高校项目等课题多项。近年来，以第一作者及通讯作者身份发表 SCI 论文 20 余篇。

内容提要

血脑屏障的独特结构与功能使其在维系中枢神经系统稳定方面发挥了重要作用，其功能异常可导致多种疾病，为此深入研究其药理学特性对中枢神经系统疾病的诊疗意义重大。本书是一部聚焦血脑屏障前沿研究的专业著作。著者从脑屏障的发现历程引入，详述了脑屏障分类与结构，清晰拆解了血脑屏障、血－脑脊液屏障构造及关键组件，然后深入探究其功能，剖析其转运系统、通透性的奥秘，揭示了调控信号通路维持屏障功能稳定的机制。书中所述紧密联系临床，深挖血脑屏障在缺血性脑卒中、阿尔茨海默病等中枢神经系统疾病中的角色，为理解发病机制提供了全新视角，同时进一步瞄准药物研发，梳理了紧密连接蛋白、转运体等潜在靶点，为新药开发指明了方向。此外，书中还详细介绍了体外及体内模型等血脑屏障相关的研究方法，为科研工作者提供了实操指南。本书内容前沿，阐释全面，理论研究与临床实践紧密结合，可作为医学生、科研人员探索血脑屏障领域不可或缺的参考书。

前　言

血脑屏障作为中枢神经系统的重要保护结构，在维持神经系统内环境稳定方面起着不可替代的作用。它不仅是一道物理屏障，更是一个具有复杂生理功能的动态界面，可对物质的进出实施精细调控。从药理学角度深入研究血脑屏障的结构、功能及其与疾病的关联，对理解中枢神经系统疾病的发病机制、开发有效的治疗药物具有至关重要的意义。

在中枢神经系统中，神经元对微环境的变化极为敏感，任何微小的干扰都可能引发神经功能障碍。血脑屏障的存在，将脑组织与外周血液循环有效分隔开来，阻止病原体、毒素及大分子物质随意进入，同时确保营养物质和必需的小分子能够顺利运输至脑组织，为神经元的正常功能提供保障。这一独特的屏障功能，使得中枢神经系统能够在相对稳定的环境中发挥作用。

随着对中枢神经系统疾病研究的不断深入，越来越多的证据表明血脑屏障的功能异常与多种疾病的发生、发展密切相关。例如，在阿尔茨海默病、帕金森病等神经退行性疾病中，血脑屏障的完整性遭到破坏，导致有害物质进入脑组织，加速神经细胞的损伤和死亡。在脑血管疾病中，如缺血性脑卒中和脑出血，血脑屏障的通透性发生改变，引发脑水肿等严重并发症，进一步加重病情。此外，脑部感染性疾病，如脑膜炎、脑炎等，病原体突破血脑屏障是引发感染的关键步骤。因此，深入了解血脑屏障在疾病状态下的变化，对揭示疾病的发病机制、寻找潜在的治疗靶点具有重要意义。

从药理学角度来看，血脑屏障对药物的转运和分布具有重要影响。由于其特殊的结构和功能，许多药物难以有效穿过血脑屏障，从而限制了中枢神经系统疾病的药物治疗效果。因此，研究药物如何跨越血脑屏障，以及如何通过调节血脑屏障的功能来提高药物的脑内递送效率，成为当前药理学研究的热点之一。

近年来，随着生物技术、材料科学等多学科的快速发展，血脑屏障的研究取得了显著进展。新的研究方法和技术不断涌现，为深入探究血脑屏障的结构、功能及药物与血脑屏障的相互作用提供了有力工具，如体外血脑屏障模型的构建技术不断完善，能够更准确地模拟体内血脑屏障的生理和病理状态；体内成像技术的发展，使得在活体动物中实时观察血脑屏障的功能变化成为可能。这些技术的进步，为血脑屏障药理学的研究带来了新的机遇和挑战。

本文将围绕血脑屏障的结构、功能展开详细阐述，深入探讨其在各种中枢神经系统疾病中的变化及其与疾病的关联，并对研究血脑屏障的方法及基于血脑屏障的药物研发策略进行综述，旨在为血脑屏障药理学领域的研究提供全面的参考，推动相关领域的进一步发展。

牛红妹

目　录

第1章 脑屏障结构与功能

一、脑屏障的探索

（一）早期观察

脑屏障概念的溯源，可回溯至数个世纪之前。在当时极为有限的技术条件下，科学家们虽无法深入探究大脑的微观奥秘，但凭借对一些疾病症状的敏锐观察，已隐隐察觉到大脑与身体其他部位之间似乎存在着某种独特的分隔。

古代医学典籍中就记载着诸多相关的病症表现。如当遭遇某些全身性感染疾病时，身体的其他器官往往会呈现出明显的病理变化。像在中世纪欧洲肆虐的黑死病，患者除了体表出现黑斑、高热等典型症状外，肺部、肝脏等器官功能也会迅速衰退，出现呼吸困难、黄疸等症状。然而，大脑在这类疾病中却表现得相对"特殊"。即便受到影响，其病症的表现形式和发展进程也与其他器官大相径庭。有的患者全身性感染严重，身体各部位功能都受到极大损害，但脑部症状却并不突出；而有的患者脑部症状出现较晚，并且症状的性质和程度也与身体其他部位感染所引发的症状截然不同。如在一些病毒感染导致的脑炎病例中，患者身体其他部位可能仅有轻微的发热、乏力症状，但脑部却出现了严重的意识障碍、抽搐等症状。

19世纪，显微镜技术犹如一颗璀璨的新星，在科学界冉冉升起，为组织学研究带来了曙光。科学家们迫不及待地将这一新技术应用于脑组织的观察研究。他们精心制备脑组织样本，在显微镜下仔细探寻。通过不懈的努力，终于发现脑血管与周围神经组织之间存在着一些特殊的结构关系。这些结构紧密相连，仿佛构成了一个独特的系统。然而，受限于当时的技术水平和认知局限，对于这些结构的功能和意义，科学家们仅仅停留在猜测阶段。

一部分研究者基于结构的形态特点，推测这些特殊结构可能起到一种机械支撑作用。他们认为，大脑作为人体最为复杂且至关重要的器官，其内部的血管需要稳固的支撑，以确保在各种生理活动中，脑血管能够维持在合适的位置，不至于因体位变动、血压波动等因素而移位或受损，从而保障大脑的血液供应稳定。例如，当人体进行剧烈运动时，血压会瞬间升高，这些特殊结构能够帮助脑血管承受压力，维持正常的形态和位置。

而另一些研究者则从物质交换的角度出发，认为这些结构或许与营养物质的运输有关。他们观察到，脑血管周围的这些特殊结构似乎与神经元之间存在某种联系，推测它们可能参与营养物质从血液到神经元的传递过程，就如同一条条隐秘的通道，将维持神经元生命活动所需的各种营养成分精准地输送到位。但这些观点都仅是基于有限观察的推测，缺乏确凿的实验证据来加以证实。

（二）关键实验

1885 年，德国细菌学家 Paul Ehrlich 进行一项堪称具有里程碑意义的实验。Ehrlich 一直致力于研究染料在生物体内的分布情况，以探索生物体内不同组织对染料的亲和性差异。在这次实验中，他选择了一种苯胺染料，将其注入动物体内。随后，他运用当时先进的组织染色和观察技术，对动物的各个组织器官进行细致的检查。

结果令人惊讶，除了大脑和脊髓外，身体的其他组织器官均被染料染成蓝色。这一现象表明，似乎存在着一种神秘的机制，阻止染料进入中枢神经系统（central nervous system，CNS）。然而，在当时的认知框架下，Ehrlich 认为这是因为大脑对该染料缺乏亲和力，而并非存在真正意义上的物理屏障。他的这一观点在当时的科学界引起广泛讨论，许多科学家基于已有的知识和经验，对他的结论表示认同。

直到 1913 年，Ehrlich 的学生 Edgar Goldmann 进行一项极具创新性的反向实验。Goldmann 巧妙地将染料直接注入脑脊液中，然后密切观察染料在体内的分布情况。结果发现，大脑组织被染色，而身体其他部位却未受影响。这一结果与 Ehrlich 之前的实验结果相互呼应，却又截然不同。

将这两个实验结合起来，有力地证明了在血液与脑组织之间确实存在着一道屏障。这道屏障并非简单的物质亲和性差异所能解释，而是具有选择性地限制某些物质通过的功能。这一发现标志着血脑屏障（blood brain barrier，BBB）概念的初步形成，为后续对大脑生理机制的深入研究开辟了全新道路。科学界开始意识到，大脑的生理环境之所以如此独特，血脑屏障在其中起着至关重要的作用，它如同大脑的守护者，严格把控着进出脑组织的物质。

如在后续的研究中，科学家们发现一些小分子药物能够顺利通过血脑屏障并进入脑组织发挥作用，而一些大分子药物则被阻挡在外。这进一步验证血脑屏障的选择通透性。以治疗脑部肿瘤的药物研发为例，早期研发的一些大分子化疗药物，由于无法有效通过血脑屏障，使得脑部肿瘤的治疗效果不佳。这促使科学家们不断探索如何突破血脑屏障，提高药物的脑部递送效率。

（三）现代技术

20 世纪中叶以来，科学技术迎来了爆发式发展，电子显微镜技术的诞生犹如一把钥匙，为科学家们打开窥探血脑屏障超微结构的大门。在电子显微镜下，血脑屏障的神秘面纱逐渐被揭开。研究人员惊喜地发现，脑血管内皮细胞之间存在着紧密连接，这些紧密连接如同一个个紧密咬合的齿轮，极大地限制了物质的细胞间通透。

通过对紧密连接结构的深入研究，科学家们进一步明确关键蛋白质的作用。例如，闭锁蛋白（occludin）和闭合蛋白（claudin）家族在维持紧密连接的完整性方面发挥着核心作用。occludin 横跨细胞膜，其胞外结构域与相邻细胞的 occludin 相互作用，形成一道物理屏障，阻止水溶性物质和病原体的通过。而 claudin 家族则具有多种亚型，每种亚型在紧密连接中都扮演着独特的角色。

与此同时，免疫组织化学技术的发展为研究人员提供一种强大的工具，使得他们能够对构成血脑屏障的各种分子进行精准定位和详细分析。通过免疫组织化学染色，研究人员可以直观地观察到紧密连接蛋白在脑血管内皮细胞中的分布情况，以及它们在不同生理和病理条件下的表达变化。这不仅有助于深入理解血脑屏障的结构组成，还为探究其功能调控机制提供重要线索。

此外，分子生物学技术的突飞猛进，让我们对血脑屏障的功能调控机制有了更为深入的认识。研究发现，血脑屏障内皮细胞不仅仅是一道物理屏障，更是一个具有复杂生理功能的动态调节系统。其中，主动转运蛋白（如 P-gp 等）发挥着重要作用。P-gp 是一种跨膜蛋白，它能够识别并结合进入内皮细胞内的有害物质，然后利用 ATP 水解提供的能量，将这些有害物质逆向转运回血液，从而保护脑组织免受毒素侵害。进一步的研究表明，P-gp 的表达和功能受到多种因素调控，如细胞因子、转录因子等。在某些疾病状态下，P-gp 的表达水平可能会发生改变，导致其对有害物质的转运能力下降，进而影响血脑屏障的保护功能。

随着对血脑屏障研究的不断深入，我们逐渐认识到它并非是一个简单的物理屏障，而是一个集多种功能于一身、具有复杂生理调节机制、动态变化的结构。它与神经系统的正常发育、功能维持及多种疾病的发生发展密切相关。例如，在胚胎发育过程中，血脑屏障的形成和发育对于神经元的正常分化和迁移至关重要；在神经系统疾病（如阿尔茨海默病、帕金森病等）的发生发展过程中，血脑屏障的功能异常往往是一个重要的病理环节。

以阿尔茨海默病为例，近年来的研究发现，在疾病早期，血脑屏障的紧密连接蛋白表达减少，导致血脑屏障通透性增加。这使得血液中的一些神经毒性物质，如淀粉样前体蛋白等更容易进入脑组织，并异常加工形成 β- 淀粉样蛋白，进而聚集形成老年斑，引发神经炎症和神经元损伤，加速阿尔茨海默病的发展。而针对血脑屏障功能异常的干预措施，有望成为治疗阿尔茨海默病的新策略。

二、脑屏障的组成

（一）脑血管内皮细胞

脑血管内皮细胞作为血脑屏障的主要组成部分，犹如一座城堡的坚固城墙，在维持血脑屏障功能中扮演着核心角色。与身体其他部位的内皮细胞相比，脑血管内皮细胞具有显著的差异，这些差异赋予它们独特的功能特性。

在形态上，脑血管内皮细胞呈扁平状，它们紧密排列在一起，形成连续的单层结构，如同紧密拼接的马赛克瓷砖，均匀地覆盖在脑血管的内壁上。这种紧密排列方式使得细胞间的间隙极小，有效地限制物质通过细胞间隙的扩散。研究人员通过高分辨率显微镜技术，对脑血管内皮细胞的排列方式进行深入观察。他们发现，相邻内皮细胞之间的间隙仅有几纳米，这一微小的间隙使得绝大多数水溶性物质和病原体难以通过，为大脑提供第一道防线。

从功能特性来看，脑血管内皮细胞具有高度发达的紧密连接。紧密连接是一个由多种跨膜蛋白和胞内蛋白组成的复杂结构，宛如一座精巧的分子桥梁，连接着相邻的内皮细胞。其中，跨膜蛋白包括 occludin、claudin 家族等，它们在相邻细胞的细胞膜上相互作用，形成一道道"密封带"。occludin 的结构独特，其胞外结构域如同伸出的"手臂"，与相邻细胞的 occludin 紧密相连，形成一个连续的屏障结构。而 claudin 家族则更为多样化，不同亚型的 claudin 在紧密连接中发挥着不同的功能。以 claudin-5 为例，它在脑血管内皮细胞紧密连接中含量丰富，其分子结构中的特定区域与相邻细胞的 claudin-5 相互作用，形成紧密的连接点，进一步增强紧密连接的稳定性。研究表明，当 claudin-5 的功能缺失时，血脑屏障的通透性会显著增加，大量物质可以自由通过细胞间隙，这充分证明其在维持血脑屏障紧密性中的关键作用。

此外，脑血管内皮细胞还表达一系列转运蛋白，这些转运蛋白如同繁忙的运输工人，负责将血液中的营养物质转运至脑组织，同时将脑组织中的代谢废物转运回血液。其中，GLUT1 是维持神经元能量供应的关键转运蛋白。神经元作为大脑的功能核心，对能量的需求极高，葡萄糖是其主要的能量来源。GLUT1 能够特异性地识别葡萄糖分子，并通过与葡萄糖结合，利用细胞膜两侧的浓度梯度，将葡萄糖转运至脑组织。研究发现，GLUT1 的表达水平和转运活性受到严格调控。在大脑活动增强时，神经元对葡萄糖的需求急剧增加，此时脑血管内皮细胞会通过上调 GLUT1 的表达量或增强其转运活性，确保足够的葡萄糖进入脑组织，满足神经元的能量需求。同样，氨基酸转运蛋白负责将血液中的氨基酸转运至脑组织，为神经元的蛋白质合成和神经递质合成提供原料。不同类型的氨基酸转运蛋白具有高度特异性，能够精准地识别并转运特定类型的氨基酸，维持神经元的正常生理功能。

例如，在一些脑部缺血性疾病中，由于局部脑组织血液供应不足，脑血管内皮细胞的 GLUT1 表达会迅速上调，以增加葡萄糖的摄取，尽可能满足神经元的能量需求。但如果缺血时间过长，脑血管内皮细胞受损，GLUT1 的功能也会受到影响，导致葡萄糖供应不足，进而引发神经元的损伤和死亡。这表明脑血管内皮细胞及其转运蛋白在维持脑组织正常代谢和功能方面起着至关重要的作用。

（二）基膜

基膜是位于脑血管内皮细胞外侧的一层连续的细胞外基质结构，它犹如一座坚固的地基，为脑血管内皮细胞提供不可或缺的物理支撑，同时在维持血脑屏障的完整性和功能方面发挥着多方面的重要作用。

基膜主要由Ⅳ型胶原蛋白、层粘连蛋白、硫酸乙酰肝素蛋白聚糖等组成。这些成分相互交织，形成一个错综复杂的网状结构，如同一个精心编织的"脚手架"，使得脑血管内皮细胞能够稳固地附着其上。Ⅳ型胶原蛋白作为基膜的主要结构成分，具有独特的三螺旋结构，它为基膜提供强大的机械强度，使其能够承受脑血管内血流的压力及周围组织的作用力。层粘连蛋白则在细胞黏附过程中发挥关键作用，它通过与脑血管内皮细胞表面的受体结合，将内皮细胞牢固地锚定在基膜上，确保内皮细胞在各种生理条件下都能保持稳定的位置。硫酸乙酰肝素蛋白聚糖则具有高度亲水性，它能够结合大量水分子，形成一个水化凝胶层，不仅有助于维持基膜的形态，还能对一些大分子物质的扩散起到一定的限制作用。

基膜对一些大分子物质具有一定的筛选作用，这一功能进一步协助血脑屏障发挥其屏障功能。由于基膜的网状结构具有特定的孔径大小，一些分子量较大的蛋白质难以通过基膜的孔隙，从而被限制在血液一侧。研究表明，当基膜的结构或成分发生改变时，其对大分子物质的筛选功能会受到影响，可能导致一些原本不应进入脑组织的大分子物质突破血脑屏障，引发一系列神经系统疾病。例如，在某些遗传性疾病中，基膜中特定成分的基因突变会导致基膜结构异常，使得大分子蛋白质能够进入脑组织，引发免疫反应和神经损伤。

此外，基膜还与周围的细胞（如星形胶质细胞等）相互作用，通过复杂的信号传导机制调节血脑屏障的功能。星形胶质细胞终足与基膜紧密接触，它们之间存在着多种信号分子和受体的相互作用。基膜中的一些成分可以作为信号分子，与星形胶质细胞终足表面的受体结合，激活细胞内的信号通路，进而调节星形胶质细胞功能。反过来，星形胶质细胞也可以通过分泌一些细胞因子和生长因子，影响基膜成分的合成和代谢，从而对血脑屏障的功能产生间接影响。研究发现，在神经系统损伤或炎症状态下，基膜与星形胶质细胞之间的相互作用会发生改变，这可能导致血脑屏障的通透性增加，进一步加重神经系统的损伤。

以一种罕见的遗传性基膜疾病为例，患者由于Ⅳ型胶原蛋白基因缺陷，导致基膜结构异常。在这种情况下，基膜无法有效限制大分子蛋白质进入脑组织，大量的免疫球蛋白等大分子物质进入脑组织后，引发强烈的免疫反应，导致患者出现严重的神经系统症状，如进行性认知障碍、运动失调等。这表明基膜的正常结构和功能对于维持血脑屏障的完整性和神经系统的正常功能至关重要。

（三）周细胞

周细胞是围绕在脑血管内皮细胞周围的一种多突起细胞，它们犹如隐藏在幕后的调控大师，通过与内皮细胞之间复杂的相互作用，对血脑屏障的功能进行精细调节。周细胞在脑血管发育过程中起着举足轻重的作用，它们参与血管的形成和稳定，是构建完整脑血管网络不可或缺的一部分。

在胚胎发育时期，周细胞的募集和分化与脑血管内皮细胞的增殖和管腔形成密切相关。当脑血管内皮细胞开始增殖并形成血管芽时，周围的周细胞前体细胞会受到多种信号分子的吸引，逐渐迁移到血管芽周围。这些周细胞前体细胞在与内皮细胞接触后，会受到内皮细胞分泌的信号因子的诱导，开始分化并逐渐形成成熟的周细胞。周细胞通过伸出的突起与内皮细胞紧密相连，形成一种类似于"拥抱"的结构，这种结构不仅增强血管的稳定性，还为血管的进一步发育和成熟提供必要支持。研究表明，在胚胎发育过程中，如果周细胞的募集或分化出现异常，会导致脑血管发育畸形，影响血脑屏障的正常形成。

在成年后，周细胞对血脑屏障的功能维持至关重要。它们可以通过调节脑血管的管径，实现对脑血流量的精确控制。周细胞具有收缩和舒张的能力，当身体处于不同的生理状态时，周细胞会根据需要调整自身状态。如在大脑活动增强时，神经元对氧气和营养物质的需求增加，周细胞会舒张，使脑血管管径增大，从而增加脑血流量，确保脑组织能够获得充足的供应。相反，在大脑活动相对静止时，周细胞会收缩，减小脑血管管径，减少不必要的血液流动，维持脑组织内环境的稳定。这种对脑血流量的调节作用，直接影响血脑屏障对物质的转运效率。当脑血流量增加时，血脑屏障与血液之间的物质交换速度加快，能够更快地为脑组织提供营养物质和清除代谢废物；而当脑血流量减少时，物质交换速度相应减慢，有助于维持脑组织内环境的相对稳定。

同时，周细胞还能分泌多种细胞因子和生长因子，如 TGF-β 等，这些因子在调节脑血管内皮细胞紧密连接蛋白的表达方面发挥着关键作用。TGF-β 可以与脑血管内皮细胞表面的受体结合，激活细胞内的信号传导通路，上调紧密连接蛋白（如 occludin、claudin 等）的表达。通过增加紧密连接蛋白的表达量，周细胞能够增强血脑屏障的紧密性，减少物质的渗漏。研究发现，在一些神经系统疾病中，周细胞分泌的 TGF-β 水平下降，导致脑血管内皮细胞紧密连接蛋白表达减少，血脑屏障通透性增加，有害物质更容易进入脑组织，从而加重疾病的发展。

此外，周细胞还具有免疫调节功能。在炎症反应时，周细胞可以感知到周围环境中的炎症信号，通过分泌抗炎因子等方式，减轻炎症对血脑屏障的损伤。当脑组织受到病原体入侵或发生损伤时，炎症细胞会释放一系列炎症因子，如 TNF-α、IL-1β 等，这些炎症因子会导致血脑屏障的通透性增加，破坏其完整性。周细胞在感受到这些炎症信号后，会分泌 IL-10 等抗炎因子，抑制炎症细胞的活性，减轻炎症反应对血脑屏障的破坏。同时，周细胞还可通过调节免疫细胞的募集和活化，控制炎症反应的强度和范围，保护血脑屏障免受过度炎症损伤。

例如，在多发性硬化症（multiple sclerosis，MS）的研究中发现，周细胞功能异常在疾病的发展中起到重要作用。MS 是一种中枢神经系统的自身免疫性疾病，炎症反应会导致血脑屏障受损。在 MS 患者的脑部病变区域，周细胞分泌 TGF-β 的能力下降，使得脑血管内皮细胞紧密连接蛋白表达减少，血脑屏障通透性增加。这不仅导致更多的免疫细胞进入脑组织，进一步引发炎症反应，还使得神经毒性物质更容易损伤神经元和神经胶质细胞。此外，周细胞调节脑血流量的功能也受到影响，导致局部脑组织的营养供应和代谢废物清除出现障碍，进一步加重神经损伤。而通过一些治疗手段，如给予能够促进周细胞分泌 TGF-β 的药物，有望改善血脑屏障的功能，减轻炎症反应，为 MS 的治疗提供新思路。

（四）星形胶质细胞

星形胶质细胞是中枢神经系统中数量最多的胶质细胞，其终足围绕在脑血管周围，形成所谓的"胶质界膜"。星形胶质细胞终足与血脑屏障的相互作用是多方面且复杂的，它们犹如忠诚的辅助守护者，在维持血脑屏障功能和脑内微环境稳定方面发挥着重要作用。

一方面，星形胶质细胞终足通过分泌多种神经营养因子和细胞外基质成分，对脑血管内皮细胞和周细胞的存活、增殖和功能维持起到支持作用。VEGF 是星形胶质细胞分泌的一种重要神经营养因子，它对脑血管内皮细胞具有显著的促进增殖和血管生成作用。在胚胎发育过程中，VEGF 的分泌能够刺激脑血管内皮细胞的增殖和迁移，引导血管的形成和发育。成年后，VEGF 仍然在维持脑血管内皮细胞的正常功能方面发挥着重要作用。它可以促进内皮细胞的新陈代谢，增强其紧密连接的稳定性，从而有助于维持血脑屏障的正常功能。此外，星形胶质细胞还分泌多种细胞外基质成分，如纤连蛋白、层粘连蛋白等，这些成分不仅为脑血管内皮细胞和周细胞提供了物理支撑，还参与调节细胞间的信号传导和相互作用。研究表明，当星形胶质细胞分泌的这些神经营养因子和细胞外基质成分减少时，脑血管内皮细胞和周细胞的功能会受到影响，血脑屏障的完整性可能会遭到破坏。

例如，在脑缺血再灌注损伤模型中，缺血会导致星形胶质细胞功能受损，VEGF 等神经营养因子分泌减少。这使得脑血管内皮细胞的增殖和修复能力下降，紧密连接结构受到破坏，血脑屏障通透性增加。而给予外源性 VEGF 可以部分恢复血脑屏障的功能，减少有害物质的渗漏，减轻脑损伤。这表明星形胶质细胞分泌的神经营养因子对维持血脑屏障的稳定性至关重要。

另一方面，星形胶质细胞终足可以通过调节细胞外离子浓度和神经递质水平，间接影响血脑屏障的功能。神经元在进行电活动时，会释放神经递质并引起细胞外离子浓度的变化。例如，当神经元活动增强时，细胞外 K^+ 浓度会迅速升高。如果细胞外 K^+ 浓度过高，会影响神经元的正常电活动，甚至导致神经元兴奋性毒性。星形胶质细胞终足具有摄取 K^+ 的能力，它们可以通过细胞膜上的 K^+ 转运体，将细胞外过多的 K^+

摄取到细胞内，从而维持细胞外 K^+ 浓度的平衡，保障神经元的正常电活动。此外，星形胶质细胞终足还能摄取和代谢神经递质，如谷氨酸。谷氨酸是中枢神经系统中主要的兴奋性神经递质，适量的谷氨酸对于神经元之间的信号传递至关重要，但过多的谷氨酸会对神经元产生毒性作用。星形胶质细胞终足通过摄取和代谢谷氨酸，防止其在细胞外过度积累，维持神经递质水平的稳定。这种对细胞外离子浓度和神经递质水平的调节，间接维持血脑屏障的功能稳定。因为神经元电活动和神经递质水平的异常波动，可能会影响脑血管内皮细胞的功能，进而破坏血脑屏障的完整性。

以癫痫患者为例，癫痫发作时神经元会出现异常高频放电，导致细胞外 K^+ 和谷氨酸浓度急剧升高。如果星形胶质细胞终足不能及时摄取 K^+ 和代谢谷氨酸，就会使神经元持续处于兴奋状态，进一步加重癫痫发作。同时，这种离子和神经递质的失衡还会影响脑血管内皮细胞的紧密连接，导致血脑屏障通透性增加，使得血液中的一些有害物质进入脑组织，引发神经炎症和损伤，形成恶性循环。因此，维持星形胶质细胞的正常功能对于预防和治疗癫痫及相关的神经系统损伤具有重要意义。

三、血 – 脑脊液屏障

（一）脉络丛上皮细胞

血 – 脑脊液屏障主要位于脑室脉络丛部位，是一道保障脑脊液成分稳定、维持中枢神经系统内环境稳定的重要防线。其中，脉络丛上皮细胞是血 – 脑脊液屏障的关键组成部分，承担着物质筛选和转运的重要职责。

这些细胞呈立方形或柱状，紧密排列形成连续的上皮层。与脑血管内皮细胞类似，脉络丛上皮细胞之间也存在紧密连接，这些紧密连接由多种蛋白质组成，如 occludin、claudin 等，它们相互作用，形成一道紧密的屏障，有效限制了物质的细胞间扩散。研究发现，脉络丛上皮细胞紧密连接的结构和功能与血脑屏障中的脑血管内皮细胞紧密连接既有相似之处，又存在差异。例如，脉络丛上皮细胞中的 claudin-11 对维持血 – 脑脊液屏障的紧密性起着重要作用，其功能异常可能导致血 – 脑脊液屏障通透性增加。当 claudin-11 基因发生突变时，实验动物的脑脊液中会出现原本不应存在的大分子物质，表明血 – 脑脊液屏障的功能受损。

脉络丛上皮细胞还具有高度活跃的转运功能。它们表达多种转运蛋白，能够主动摄取或分泌特定物质，从而调节脑脊液成分。例如，NKCC1 在脉络丛上皮细胞中大量表达，负责将 Na^+、K^+ 和 Cl^- 转运进细胞内，进而促进脑脊液的生成。同时，脉络丛上皮细胞还表达 OATP 等转运蛋白，可摄取血液中的营养物质和药物，为脑组织提供必要的物质支持，同时将脑脊液中的代谢废物排出。以葡萄糖为例，脉络丛上皮细胞通过特定的葡萄糖转运蛋白摄取血液中的葡萄糖，维持脑脊液中葡萄糖的浓度稳定，为脑组织提供持续的能量供应。此外，一些药物（如抗生素等）也可通过 OATP 等转运蛋白进入脑脊液，发挥治疗脑部感染的作用。

在一些脑部感染性疾病的治疗中，医生会根据病原体的类型和药物的特性，选择能够通过血 – 脑脊液屏障的抗生素。例如，对于某些细菌性脑膜炎，使用能够被脉络丛上皮细胞转运蛋白摄取的抗生素，可以有效提高脑脊液中的药物浓度，从而更好地杀灭病原体，控制感染。然而，如果脉络丛上皮细胞的转运功能出现异常，如在某些遗传性转运蛋白缺陷疾病中，药物可能无法有效进入脑脊液，导致治疗失败。

（二）基膜

基膜位于脉络丛上皮细胞下方，如同坚实的底座，为上皮细胞提供结构支撑。它同样由Ⅳ型胶原蛋白、层粘连蛋白等成分组成，形成一个网状结构，有助于维持脉络丛上皮细胞的稳定性，并对一些大分子物质的扩散起到一定限制作用。此外，基膜还参与细胞间的信号传导，与脉络丛上皮细胞相互作用，调节其功能。

基膜的网状结构孔径大小决定其对大分子物质的筛选能力。一般来说，较大分子量的蛋白质难以通过基膜进入脑脊液，从而保证脑脊液成分的相对稳定。但在某些疾病状态下，基膜的结构或成分发生改变，可能影响脉络丛上皮细胞的功能，进而影响血－脑脊液屏障的功能。例如，在一些自身免疫性疾病中，免疫系统攻击基膜成分，导致基膜结构破坏，脉络丛上皮细胞功能紊乱，血－脑脊液屏障通透性增加，脑脊液成分发生改变。

在一种罕见的自身免疫性疾病中，患者体内产生了针对基膜Ⅳ型胶原蛋白的抗体，这些抗体与基膜结合后，激活免疫系统对基膜的攻击，使得基膜结构受损。随着基膜结构的破坏，脉络丛上皮细胞的紧密连接也受到影响，导致血－脑脊液屏障通透性大幅增加。原本不能进入脑脊液的大分子蛋白质大量涌入，改变脑脊液的成分和性质，引发一系列神经系统症状，如头痛、头晕、认知障碍等。这表明基膜在维持血－脑脊液屏障功能中的重要性，以及其结构受损可能带来的严重后果。

（三）毛细血管内皮细胞

脉络丛中的毛细血管内皮细胞也具有一定的屏障特性。虽然这些内皮细胞存在窗孔结构，与脑血管内皮细胞的紧密无窗孔结构不同，但它们仍然表达一些紧密连接蛋白，并且其表面存在一层连续的基膜，这在一定程度上限制大分子物质的通过，与脉络丛上皮细胞共同构成血－脑脊液屏障的防御体系。

由于其窗孔结构的存在，毛细血管内皮细胞对小分子物质的通透性相对较高，这有利于营养物质从血液进入脉络丛上皮细胞，进而参与脑脊液的生成。但同时，这也使得血－脑脊液屏障在抵御某些小分子有害物质时相对较弱，需要脉络丛上皮细胞的紧密连接和转运功能来进行弥补。

例如，在一些病毒感染引起的脑膜炎病例中，病毒可能通过毛细血管内皮细胞的窗孔进入脉络丛组织，但由于脉络丛上皮细胞紧密连接的阻挡及其转运蛋白对病毒的排出作用，病毒不一定能够进入脑脊液并感染脑组织。然而，如果脉络丛上皮细胞的功能也受损，病毒就有可能突破血－脑脊液屏障，引发严重的脑部感染。研究发现，在某些病毒感染初期，虽然病毒能够穿过毛细血管内皮细胞，但由于脉络丛上皮细胞的防御机制，病毒在脑脊液中的检出率较低。但随着感染的进展，当脉络丛上皮细胞受到病毒感染或炎症因子的影响而功能下降时，脑脊液中的病毒载量会显著增加，病情也会随之加重。这说明毛细血管内皮细胞与脉络丛上皮细胞在血－脑脊液屏障中相互协作，共同抵御病原体的入侵，任何一方功能受损都可能导致屏障功能的破坏。

四、血脑屏障与脑内稳态

（一）内皮细胞作用

血脑屏障各组件协同维持脑内稳态，脑血管内皮细胞在其中扮演着直接维护者的关键角色。其紧密连接如同坚固的城墙，严格限制有害物质进入脑组织，同时其转运蛋白精准调控营养物质和代谢废物的交换，为神经元营造稳定的微环境。

例如，脑血管内皮细胞通过紧密连接阻挡细菌、病毒等入侵，同时依靠 GLUT1 确保神经元获得充足的葡萄糖供应，维持其正常的能量代谢。当大脑处于不同的生理状态，如学习、运动、睡眠等时，脑血管内皮细胞能够根据神经元的需求，灵活调整转运蛋白的活性和表达水平，保证脑内物质代谢的平衡。在学习过程中，大脑神经元活动频繁，对能量的需求增加，脑血管内皮细胞会上调 GLUT1 的表达，提高葡萄糖的转运效率，以满足神经元的能量需求。而在睡眠状态下，神经元活动相对减少，脑血管内皮细胞则适当降低 GLUT1 的活性，维持葡萄糖的适度供应。

然而，当脑血管内皮细胞受到损伤或功能异常时，会直接影响脑内稳态。如在脑外伤导致的脑血管内皮细胞损伤中，紧密连接被破坏，使得细菌、病毒等容易进入脑组织，引发感染。同时，转运蛋白功能受损，营养物质供应不足，代谢废物排出受阻，导致神经元功能障碍，甚至死亡。研究表明，在严重脑外伤患者中，由于脑血管内皮细胞受损，血脑屏障通透性增加，血液中的炎症因子和有害物质大量涌入脑组织，引发神经炎症反应，进一步加重脑损伤。及时修复和保护脑血管内皮细胞，对于维持脑内稳态和促进脑损伤恢复至关重要。

（二）基膜作用

基膜不仅为脑血管内皮细胞提供物理支撑，其对大分子物质的筛选作用也不可或缺，是维持脑内稳态的支撑与调节基石。它如同一个精细的滤网，防止血液中潜在的有害大分子物质进入脑组织，维持脑内稳态。

此外，基膜与星形胶质细胞终足的相互作用，进一步调节血脑屏障功能，保障适宜的神经元生存环境。在神经系统发育过程中，基膜的正常结构和功能对于脑血管的正常发育和血脑屏障的形成至关重要。若基膜发育异常，可导致脑血管结构紊乱，血脑屏障功能受损，影响神经元的正常迁移和分化，进而引发神经系统发育障碍。

例如，在某些先天性基膜发育异常的疾病中，由于基膜结构缺陷，无法有效阻挡大分子物质进入脑组织，这些大分子物质可能干扰神经元的正常发育和信号传导，导致患儿出现智力发育迟缓、运动功能障碍等症状。同时，基膜与星形胶质细胞终足之间的信号交流异常，影响星形胶质细胞对脑血管内皮细胞的支持作用，进一步加重血脑屏障功能的损害。通过对这些疾病的研究，发现早期干预和改善基膜的结构和功能，有望减轻神经系统发育障碍的程度，为相关疾病的治疗提供新方向。

（三）周细胞作用

周细胞通过调节脑血流量，确保不同生理状态下脑组织获得恰当的营养供应和代谢废物清除，是脑内稳态的动态调节者。在大脑活动剧烈时，周细胞舒张脑血管，增加血流量，满足神经元对氧气和营养物质的高需求；而在大脑相对安静时，周细胞收缩脑血管，减少不必要的血液流动，维持脑组织内环境稳定。

同时，周细胞分泌的细胞因子调节内皮细胞紧密连接蛋白表达，维持血脑屏障紧密性，防止物质异常渗漏。其免疫调节功能在炎症时保护血脑屏障，避免过度炎症损伤影响脑内稳态。例如，在脑部炎症初期，周细胞迅速感知炎症信号，分泌抗炎因子，减轻炎症对血脑屏障的破坏，防止炎症扩散，维持脑内微环境的稳定。

在阿尔茨海默病的病程中，周细胞功能逐渐衰退。一方面，周细胞调节脑血流量的能力下降，导致局部脑组织供血不足，神经元得不到充足的营养供应，加速神经退行性变。另一方面，周细胞分泌的 TGF-β等细胞因子减少，使得脑血管内皮细胞紧密连接蛋白表达降低，血脑屏障通透性增加，血液中的神经毒性物质更容易进入脑组织，促进 β- 淀粉样蛋白的沉积和神经炎症的发生。通过研究周细胞在阿尔茨海默病中的作用机制，开发能够改善周细胞功能的药物，可能成为延缓阿尔茨海默病进展的新策略。

（四）星形胶质细胞作用

星形胶质细胞终足通过分泌神经营养因子支持血管内皮细胞，维持血脑屏障结构和功能稳定。同时，调节细胞外离子浓度和神经递质水平，确保神经元电活动正常，间接维持血脑屏障功能和脑内稳态。

在神经系统疾病发生时，如帕金森病，星形胶质细胞终足的功能可能发生改变，影响其对神经递质的摄取和代谢，导致细胞外神经递质失衡，进而影响神经元的正常功能和血脑屏障的稳定性。此外，星形胶质细胞终足与脑血管内皮细胞、周细胞之间的信号交流也可能受到干扰，进一步破坏血脑屏障的完整性和脑内稳态。

例如，在帕金森病患者中，星形胶质细胞终足对多巴胺的摄取和代谢能力下降，导致细胞外多巴胺浓度异常升高或降低。多巴胺作为一种重要的神经递质，其浓度失衡会影响神经元的正常电活动，引发帕金森病的典型症状，如震颤、运动迟缓等。同时，神经递质失衡还会影响脑血管内皮细胞的紧密连接和转运蛋白功能，使血脑屏障通透性增加，有害物质进入脑组织，加重神经元损伤。因此，恢复星形胶质细胞终足的正常功能，对于维持脑内稳态和治疗帕金森病具有重要意义。深入研究血脑屏障各组件之间的微妙关联，有助于全面理解神经系统生理病理机制，为神经系统疾病的诊断、治疗和药物研发提供坚实的理论基础。

第 2 章　血脑屏障功能与调控

一、物质转运机制

（一）被动转运机制

血脑屏障的转运系统犹如一座精心构建的复杂桥梁，在保障大脑内环境稳定与神经元正常功能方面扮演着无可替代的关键角色。其中，被动转运作为物质跨膜运输的重要基础方式，主要依赖物质自身的浓度梯度实现跨膜转运，全程无须细胞额外消耗能量，仿佛是物质顺着自然的"斜坡"轻松流动。

1. 简单扩散

简单扩散是被动转运中最为基础且直接的形式。一些脂溶性物质，凭借其与生俱来的脂溶性特质，能够如同鱼儿在水中自由穿梭一般，直接穿过脑血管内皮细胞的脂质双分子层。氧气，作为维持神经元生命活动的关键物质，便是通过这种方式进入脑组织。在血液循环中，氧气在肺部完成气体交换后，于血液中维持着相对较高的浓度。而在脑组织内部，神经元如同不知疲倦的"能量工厂"，持续进行有氧呼吸代谢活动，不断消耗氧气，使得脑组织内氧气浓度相对较低。这种显著的浓度差如同无形的"引力"，驱使氧气顺浓度梯度，通过简单扩散的方式，从血液经脑血管内皮细胞顺畅地进入脑组织，为神经元的有氧呼吸源源不断提供"燃料"，确保神经元能够高效地产生能量，维持其正常的生理功能。

同样，二氧化碳作为细胞有氧呼吸代谢的终产物，在脑组织内随着代谢活动的进行浓度逐渐升高。当脑组织内二氧化碳浓度高于血液中二氧化碳浓度时，遵循简单扩散原理，二氧化碳就会顺浓度梯度从脑组织扩散入血液，然后随着血液循环被运输至肺部排出体外，从而维持脑组织内气体环境的稳定。例如，在剧烈运动时，身体代谢加快，神经元对氧气的需求剧增，同时产生更多的二氧化碳。此时，通过简单扩散，氧气快速进入脑组织，二氧化碳迅速排出，以满足神经元的代谢需求，维持大脑正常功能。

此外，一些小分子的脂溶性药物也能通过简单扩散穿越血脑屏障。例如，某些抗癫痫药物（如苯巴比妥）具有一定的脂溶性，能够借助简单扩散进入脑组织，发挥其抑制神经元异常放电的作用，从而控制癫痫发作。然而，这种简单扩散的方式虽然便捷，但也存在一定局限性。药物的脂溶性程度、分子大小及血脑屏障两侧的浓度差等因素，都会影响药物进入脑组织的速度和数量。如果药物脂溶性过高，可能会在体内其他组织中过度分布，导致不良反应；若脂溶性过低，则难以有效穿过血脑屏障，影响治疗效果。

2. 易化扩散

对于众多水溶性小分子物质而言，它们无法像脂溶性物质那样直接穿越脂质双分子层这道"屏障"。不过，大自然总是赋予生物体精妙的解决方案。血脑屏障的脑血管内皮细胞上存在着一类特殊的跨膜蛋白通道，其中 AQP 便是典型代表。这些通道如同专门为特定水溶性小分子打造的"专属通道"，允许水分子及部分与水分子大小相近的水溶性小分子通过，这种转运方式被称为通道介导的扩散。

水分子在维持脑组织的水平衡方面起着举足轻重的作用，它们通过 AQP 实现快速跨膜运输。在正常生理状态下，AQP 精准调节着水分子在脑血管内皮细胞两侧的流动，确保脑组织内的水分含量恰到好处，为神经元的正常活动提供适宜的水环境。例如，在日常生理活动中，AQP 根据脑组织的水分需求，及时调整水分子的转运，保证神经元的代谢产物能够随水分排出，同时维持细胞内的电解质平衡。

然而，在某些病理情况下，如脑部受到创伤、感染引发炎症或出现代谢紊乱时，AQP 的表达和功能可能会发生显著改变。例如，在脑部水肿时，AQP 的表达量可能会异常增加，导致水分子大量涌入脑组织，进一步加重脑水肿的症状，使脑组织的正常结构和功能受到严重影响。研究发现，在一些脑缺血再灌注损伤的患者中，由于脑部缺血后再恢复血流，会引发一系列炎症反应，导致 AQP4 的表达上调。过多的水分子通过 AQP4 进入脑组织，形成脑水肿，压迫周围神经组织，引发头痛、呕吐、意识障碍等症状，严重时甚至危及生命。这充分说明 AQP 介导的水分子转运对于维持脑组织内环境稳定的重要性，及其功能异常可能带来的严重后果。

除了 AQP，还有一些离子通道也参与水溶性小分子物质的转运。例如，某些离子通道可以允许一些小分子阴离子（如 HCO_3^-）通过。HCO_3^- 在维持脑组织的酸碱平衡中起着关键作用。当脑组织内酸性代谢产物增多时，HCO_3^- 可以通过这些离子通道进入脑组织，与 H^+ 结合，调节 pH，维持酸碱平衡。在一些脑部疾病（如脑梗死）患者中，由于局部脑组织缺血缺氧，代谢产物堆积，导致局部酸中毒。此时，HCO_3^- 通过离子通道的转运可能会发生改变，影响脑组织的酸碱平衡调节，进而加重神经损伤。

3. 血脑屏障对离子的转运机制

在血脑屏障的被动转运机制中，离子的转运同样至关重要且独具特点。虽然离子大多为水溶性，无法直接通过脂质双分子层，但脑血管内皮细胞上存在多种离子通道，为离子的跨膜转运提供了途径。例如，K^+、Na^+ 和 Cl^- 等，它们在维持神经元的电生理活动和细胞内环境稳定方面起着关键作用。

(1) K^+ 通道：K^+ 通道是一类广泛存在于脑血管内皮细胞上的离子通道。神经元静息状态下，细胞内 K^+ 浓度远高于细胞外，形成一种浓度梯度。神经元兴奋后，K^+ 通道开放，K^+ 顺浓度梯度通过通道介导的易化扩散外流，使细胞膜电位逐渐趋向静息电位。这种 K^+ 的外流对于维持神经元的静息电位和兴奋性至关重要。

在临床中，一些疾病与 K^+ 通道的异常密切相关。例如，在某些遗传性癫痫疾病中，K^+ 通道的基因突变会导致通道功能异常。正常情况下，K^+ 通道能够及时调节 K^+ 外流，使神经元在兴奋后迅速恢复到静息状态。但当 K^+ 通道出现突变时，K^+ 外流受阻，神经元无法及时复极化，导致神经元持续兴奋，异常放电，从而引发癫痫发作。一位遗传性癫痫的患儿，经过基因检测发现，其 K^+ 通道基因的某个位点发生突变，使得 K^+ 通道的结构和功能发生改变。这种改变导致 K^+ 转运异常，神经元兴奋性失控，频繁出现癫痫发作，严重影响患儿的发育和生活。

(2) Na^+ 通道：当神经元受到刺激时，Na^+ 通道迅速开放，Na^+ 在强大的电化学梯度作用下大量内流，引发细胞膜的去极化，从而产生动作电位。Na^+ 通道的正常功能对于神经元的信号传递至关重要。然而，某些毒素或药物可以作用于 Na^+ 通道，影响其功能。例如，河豚毒素能够

特异性阻断 Na^+ 通道，使 Na^+ 无法内流，从而抑制神经元的兴奋和传导。误食河豚中毒的患者，会出现肌肉麻痹、呼吸抑制等症状，这是因为河豚毒素阻断了神经肌肉接头处的 Na^+ 通道，导致神经冲动无法正常传递，肌肉无法收缩。在脑部，Na^+ 通道的异常也可能引发神经系统疾病。研究发现，在一些偏头痛患者中，其脑血管内皮细胞上的 Na^+ 通道功能存在异常，导致神经元兴奋性改变，这可能与偏头痛的发作机制有关。

（3）Cl^- 通道：Cl^- 通道在调节神经元的兴奋性方面发挥着抑制作用。当 Cl^- 通道开放时，Cl^- 顺浓度梯度进入细胞，使细胞膜电位更趋向超极化，从而抑制神经元兴奋性。在一些神经系统疾病中，Cl^- 通道的功能异常可能导致神经元兴奋性失衡。例如，在某些癫痫患者中，除了 K^+ 通道和 Na^+ 通道异常外，Cl^- 通道的功能也可能受到影响。Cl^- 内流减少，使得神经元的抑制作用减弱，更容易发生异常放电。研究分析一组癫痫患者，发现部分患者的 Cl^- 通道蛋白表达降低，导致 Cl^- 转运障碍，神经元兴奋性升高，癫痫发作频率增加。

（4）Ca^{2+} 通道：Ca^{2+} 的转运机制更为复杂且精细。Ca^{2+} 不仅参与神经元的信号传导、神经递质释放等重要生理过程，还对维持细胞内的多种酶活性和细胞骨架稳定起着关键作用。在脑血管内皮细胞上，存在电压门控 Ca^{2+} 通道和配体门控 Ca^{2+} 通道。

当神经元兴奋时，细胞膜去极化，电压门控 Ca^{2+} 通道开放，细胞外的 Ca^{2+} 在电化学梯度的驱动下进入细胞内。这些进入细胞内的 Ca^{2+} 作为重要的第二信使，能够激活一系列的信号通路，进而调控神经递质的释放和神经元的生理功能。例如，在突触前膜，当动作电位传到神经末梢时，电压门控 Ca^{2+} 通道开放，Ca^{2+} 内流，促使突触小泡与突触前膜融合，释放神经递质，实现神经元之间的信号传递。

而配体门控 Ca^{2+} 通道则需要与特定的神经递质或信号分子结合后才会开放，从而引发 Ca^{2+} 内流，参与神经元的信号传导过程。例如，NMDA 受体就是一种配体门控 Ca^{2+} 通道，当它与谷氨酸等神经递质结合后，通道开放，Ca^{2+} 内流。在学习和记忆过程中，NMDA 受体介导的 Ca^{2+} 内流对于神经元的可塑性和突触传递的长时程增强（long-term potentiation，LTP）起着关键作用。然而，在某些病理情况下，如脑缺血时，谷氨酸大量释放，过度激活 NMDA 受体，导致 Ca^{2+} 过度内流，引发细胞内钙超载，激活一系列钙依赖性酶，导致神经元损伤和死亡。有一位脑缺血患者，在发病后由于谷氨酸的大量释放，过度激活 NMDA 受体，使得 Ca^{2+} 大量内流，引发神经元损伤。患者出现肢体运动障碍、认知功能下降等，这与 Ca^{2+} 通道功能异常导致的神经元损伤密切相关。

(5) 离子交换机制：血脑屏障对离子的转运并非仅仅依赖这些离子通道的被动扩散。在某些情况下，还存在离子交换机制。例如，钠 – 钾泵（Na^+-K^+ ATP 酶）是一种重要的离子转运蛋白，它通过消耗 ATP 水解产生的能量，逆浓度梯度将细胞内的 Na^+ 泵出细胞，同时将细胞外的 K^+ 泵入细胞，维持细胞内高钾、细胞外高钠的离子浓度梯度，这对于神经元的正常电生理活动和物质转运至关重要。

在临床实践中，一些药物可以作用于钠 – 钾泵，影响其功能。例如，洋地黄类药物可以抑制钠 – 钾泵的活性。在治疗心力衰竭时，适量使用洋地黄类药物可以通过抑制心肌细胞的钠 – 钾泵，使细胞内 Na^+ 浓度升高，进而通过钠 – 钙交换体增加 Ca^{2+} 内流，增强心肌收缩力。但如果使用不当，洋地黄类药物过量，可能会过度抑制钠 – 钾泵，导致细胞内 K^+ 浓度降低，引发心律失常等不良反应。在脑部，钠 – 钾泵功能异常也可能影响神经元的正常功能。一些神经系统退行性疾病，如阿尔茨海默病，研究发现患者脑部的钠 - 钾泵活性降低，可能导致神经元内离子失衡，进而影响神经元的代谢和信号传递，促进疾病的发展。

此外，还有钠 - 钙交换体，它可以根据细胞内外 Na^+ 和 Ca^{2+} 的浓度变化，反向转运 Na^+ 和 Ca^{2+}，调节细胞内 Ca^{2+} 浓度，避免 Ca^{2+} 在细胞内过度积累而产生毒性作用。在心肌细胞中，钠 - 钙交换体在心脏的收缩和舒张过程中起着重要作用。在脑部，当神经元受到损伤或处于缺血缺氧状态时，钠 - 钙交换体的功能可能会发生改变。例如，在脑缺血再灌注损伤时，由于 Na^+ 内流增加，钠 - 钙交换体将更多的 Ca^{2+} 转运入细胞内，导致细胞内钙超载，进一步加重神经元损伤。有研究对脑缺血再灌注损伤的动物模型进行观察，发现钠 - 钙交换体在缺血再灌注过程中的表达和活性发生改变，与神经元损伤程度密切相关。

这些离子转运机制相互协作，共同维持着血脑屏障两侧离子浓度的平衡及神经元的正常电生理功能。一旦这些离子转运机制出现异常，如离子通道的突变导致其功能障碍，或者离子交换体的活性改变，都可能引发神经元的兴奋性异常，进而导致神经系统疾病的发生。综上所述，血脑屏障对离子的转运机制是一个复杂而精细的体系，通过离子通道介导的扩散、离子交换等多种方式，确保了神经元能够在稳定的离子环境中正常工作，对于维持大脑的正常生理功能具有不可或缺的意义。

（二）主动转运机制

主动转运是血脑屏障转运系统中至关重要且高度复杂的部分，它如同一位不知疲倦的逆行者，能够逆浓度梯度将物质跨膜运输，为大脑营造稳定且安全的内环境。这一过程如同一场需要消耗能量的艰难征程，通常由 ATP 水解提供强劲动力。

1. P-gp 的关键作用

P-gp 堪称主动转运蛋白中的明星代表，广泛且密集地分布于脑血管内皮细胞的细胞膜上，宛如一位高度警觉、坚守岗位的忠诚卫士，时刻守护着脑组织安全。P-gp 拥有卓越的识别能力，能够精准识别并紧密结合多种进入内皮细胞的有害物质，其中包括一些具有潜在毒性的化疗药物、自然界中的毒素及微生物产生的有害代谢产物等。

一旦识别并结合这些有害物质，P-gp 便会利用 ATP 水解瞬间释放的能量（如同启动一台高效的分子泵），将这些有害物质逆向转运回血液，从而保护脑组织免受毒素的侵害。以脑部肿瘤的化疗过程为例，化疗药物旨在通过抑制肿瘤细胞的生长和分裂来达到治疗目的，但这些药物往往具有一定的毒性，不仅会对肿瘤细胞产生杀伤作用，同时也可能对正常脑组织造成损害。在这种情况下，P-gp 的存在就显得尤为关键。当化疗药物进入脑血管内皮细胞后，P-gp 迅速发挥作用，将药物泵出细胞，有效地减少药物在脑组织的蓄积，降低对正常脑组织的不良反应。

然而，事物总是具有两面性。在某些疾病状态下，P-gp 的表达水平可能会发生异常改变，进而导致其对有害物质的转运能力大幅下降。例如，在一些多药耐药性肿瘤患者中，肿瘤细胞为了逃避化疗药物的杀伤作用，会通过一系列复杂的分子机制诱导 P-gp 的过度表达。这不仅使得化疗药物难以在肿瘤组织内达到有效的治疗浓度，导致肿瘤治疗效果不佳，同时，脑血管内皮细胞上的 P-gp 还可能受到肿瘤微环境中各种信号分子的影响，出现功能紊乱，进一步影响药物对脑部肿瘤的治疗效果。

一位患有胶质母细胞瘤的患者，在接受化疗初期，药物对肿瘤细胞有一定的抑制作用。但随着治疗的进行，肿瘤细胞逐渐产生耐药性。检查发现，肿瘤组织和脑血管内皮细胞上的 P-gp 表达量显著增加。这使得化疗药物无法在肿瘤部位和脑组织中维持有效浓度，肿瘤继续生长，患者的病情恶化。这种现象表明，P-gp 在血脑屏障中的功能既对保护脑组织至关重要，又在某些疾病情况下可能成为治疗的障碍，提示我们在药物研发和治疗策略制订过程中，需要充分考虑 P-gp 的复杂作用。

2. 其他主动转运蛋白

除了 P-gp 这一明星转运蛋白外，血脑屏障还依赖其他多种主动转运蛋白来完成物质跨膜运输，以满足脑组织的多样化需求。氨基酸转运蛋白家族便是其中不可或缺的一员，它们如同一个个精准的分子搬运工，能够特异性识别并转运不同类型的氨基酸。

在大脑这个高度复杂且精密的"生物计算机"中，氨基酸扮演着多重关键角色。它们不仅是构建蛋白质的基础，参与神经元的结构组成和功能维持，还深度参与神经递质的合成过程，对神经元之间的信号传递起着决定性作用。不同的氨基酸转运蛋白各司其职，负责将血液中的各种氨基酸逆浓度梯度转运至脑组织，确保神经元能够及时获取所需的氨基酸，维持其正常生理功能。

以中性氨基酸转运蛋白为例，其中的系统 L 转运蛋白对支链氨基酸（亮氨酸、异亮氨酸和缬氨酸）及芳香族氨基酸（苯丙氨酸、酪氨酸和色氨酸）具有极高的亲和力。这些氨基酸对于神经元的生长、发育及神经递质的合成至关重要。亮氨酸不仅是蛋白质合成的重要原料，还参与调节神经元的代谢和生长信号通路。异亮氨酸和缬氨酸则在维持神经元的能量代谢和细胞膜稳定性方面发挥着重要作用。

芳香族氨基酸中的苯丙氨酸是酪氨酸的前体，而酪氨酸又是合成多巴胺、去甲肾上腺素等重要神经递质的关键原料。色氨酸则是 5- 羟色胺合成的前体，5- 羟色胺对于调节情绪、睡眠和食欲等生理过程具有重要影响。

当这些氨基酸转运蛋白功能出现异常时，就如同生产线的关键环节出现故障，可能会导致脑组织内氨基酸供应不足或比例失衡，进而对神经元的正常功能产生严重影响。在某些遗传性氨基酸转运蛋白缺陷疾病中，患者由于基因突变导致特定氨基酸转运蛋白的结构或功能异常，使得相应的氨基酸无法正常转运至脑组织。

例如，在胱氨酸尿症患者中，负责转运胱氨酸等二碱基氨基酸的转运蛋白功能缺陷，导致胱氨酸在肾小管和脑组织等部位蓄积，引发尿路结石和神经系统症状，如智力发育迟缓、运动障碍等。这充分说明了氨基酸转运蛋白在维持脑组织氨基酸平衡和神经元正常功能方面的关键作用，以及其功能异常可能引发的严重疾病。

又如，在一些神经系统疾病（如帕金森病）中，研究发现某些氨基酸转运蛋白的表达和功能发生改变。帕金森病患者脑部的多巴胺能神经元受损，导致多巴胺合成减少。而多巴胺的合成依赖于酪氨酸的供应，若负责转运酪氨酸的氨基酸转运蛋白功能异常，会进一步影响多巴胺的合成，加重帕金森病的症状。这表明氨基酸转运蛋白的功能异常与神经系统疾病的发生发展密切相关，对其深入研究有助于揭示疾病机制，为治疗提供新的靶点。

（三）载体转运

载体介导的易化扩散作为血脑屏障转运系统的重要组成部分，犹如一条高效的运输专线，借助于细胞膜上的特异性载体蛋白，顺浓度梯度转运物质。这一过程虽然不需要细胞直接提供能量，但却具有高度的特异性和饱和性，确保了物质运输的精准性和高效性。

1. GLUT1 的核心作用

GLUT1 无疑是载体介导易化扩散的典型代表，它在维持神经元的能量供应方面发挥着核心作用。神经元作为大脑功能的执行者，对能量的需求极为旺盛，而葡萄糖则是其主要的能量来源，如同汽车运行不可或缺的汽油。

GLUT1 主要定位于脑血管内皮细胞的细胞膜上，它犹如一把精准的钥匙，能够特异性地识别葡萄糖分子，并与之紧密结合。当血液中的葡萄糖浓度高于脑组织时，GLUT1 与葡萄糖结合后，如同变形金刚一般发生巧妙的构象变化，将葡萄糖顺利转运至脑组织内，为神经元的能量代谢提供充足的燃料。

GLUT1 的转运效率并非一成不变，而是受到多种因素的精细调节，如同汽车的油门和刹车，能够根据实际需求灵活调整转运速度。血糖水平便是调节 GLUT1 转运活性的重要因素之一。当人体摄入富含碳水化合物的食物后，血糖水平迅速升高，血液中的葡萄糖浓度显著增加。此时，GLUT1 如同接到紧急任务的运输队，其转运活性会相应增强，以确保更多的葡萄糖能够快速进入脑组织，满足神经元在血糖升高时对能量的额外需求。

相反，在低血糖状态下，血液中葡萄糖浓度降低，GLUT1 的转运能力则会受到一定程度的抑制，以避免脑组织过度摄取葡萄糖，维持血糖水平的相对稳定。此外，GLUT1 的表达水平也会根据神经元的实际需求进行动态调整。

在大脑活动增强时，如进行高强度的学习、紧张的工作或剧烈的运动，神经元如同高速运转的机器，对葡萄糖的需求急剧增加。为了满足这种需求，脑血管内皮细胞会通过一系列复杂的信号传导机制，上调 GLUT1 的表达量，从而增加细胞膜上 GLUT1 的数量，提高葡萄糖的转运效率，确保神经元能够获得足够的能量供应，维持其高效的工作状态。

在临床中，GLUT1 功能异常与一些神经系统疾病密切相关。例如，GLUT1 缺乏综合征是一种罕见的遗传性疾病，由编码 GLUT1 的基因突变所致。患者体内的 GLUT1 功能受损，葡萄糖转运障碍，导致脑组织能量供应不足。患儿常在婴儿期就出现难治性癫痫发作、发育迟缓、智力障碍等。因为神经元得不到足够的葡萄糖，无法正常进行能量代谢，导致其功能异常，引发一系列神经系统症状。这充分体现了 GLUT1 在维持脑组织正常能量代谢和神经功能方面的关键作用，也提示了针对 GLUT1 功能异常的治疗策略研究的重要性。

2. 核苷转运蛋白功能

同样，核苷转运蛋白在血脑屏障的物质转运中也扮演着不可或缺的角色，它们负责转运核苷类物质，如腺苷、鸟苷等。这些核苷类物质在大脑内犹如一颗颗多功能零件，参与多种至关重要的生理过程。

它们不仅是核酸合成的重要原料，对于神经元的生长、发育及遗传信息的传递和表达起着基础性作用，还在能量代谢过程中发挥关键作用，如参与 ATP 等高能化合物的合成与分解，为神经元的各种生理活动提供能量支持。此外，核苷类物质还参与神经调节，作为神经调质或神经递质的前体，调节神经元之间的信号传递和突触可塑性。

核苷转运蛋白通过载体介导的易化扩散方式，如同忠诚的快递员，将血液中的核苷类物质精准地转运至脑组织，维持脑组织内核苷类物质的动态平衡。在某些神经系统疾病中，核苷转运蛋白的功能可能会受到影响，导致核苷类物质的转运异常，进而如同多米诺骨牌效应一般，影响神经元的正常生理功能。

例如，在一些脑部缺血性疾病中，由于脑组织局部血液供应不足，缺血区域的核苷转运蛋白可能会因为缺氧、能量代谢障碍等原因，其活性显著降低。这使得脑组织内的核苷类物质供应不足，影响核酸合成和能量代谢，进而阻碍神经元的修复和再生过程，加重神经功能损伤。

有一位脑梗死患者，在发病后出现肢体偏瘫和言语障碍等症状。检查发现，梗死区域脑组织内的核苷转运蛋白活性明显降低，核苷类物质缺乏，影响神经元修复。通过补充核苷类物质，一定程度上改善患者的神经功能。这表明了核苷转运蛋白在维持脑组织正常生理功能方面的重要性，以及其功能异常与神经系统疾病之间的紧密联系，为神经系统疾病的治疗提供新思路，即通过调节核苷转运蛋白功能或补充核苷类物质，可能有助于改善神经功能。

（四）胞吞和胞吐作用

胞吞和胞吐作用作为血脑屏障转运系统中针对大分子物质或颗粒性物质的特殊转运方式，犹如细胞的吞吐之道，在维持大脑内环境稳定和神经元正常功能方面发挥着独特而关键的作用。

1. 胞吞作用

胞吞作用是指脑血管内皮细胞如同变形虫一般，通过细胞膜内陷，将细胞外的大分子物质或颗粒巧妙地包裹形成囊泡，然后将其摄入细胞内的过程。根据胞吞物质的性质和内吞机制的差异，胞吞作用可细分为吞噬作用、巨胞饮作用和受体介导的胞吞作用。

(1) 吞噬作用：吞噬作用主要针对较大的颗粒物质，如入侵的细菌、细胞碎片等，它就像细胞的吞噬细胞，通过伸出伪足将颗粒物质包裹并摄入细胞内。然而，在脑血管内皮细胞中，吞噬作用相对较少发生，这是因为血脑屏障的高度选择性和稳定性使得较大颗粒物质难以进入脑血管内皮细胞。但在某些病理情况下，如脑部感染时，细菌等病原体可能突破血脑屏障的部分防线，此时脑血管内皮细胞可能会启动吞噬作用来尝试清除病原体。例如，在细菌性脑膜炎患者中，当细菌进入脑部，脑血管内皮细胞可能会通过吞噬作用摄取细菌，但由于细菌的侵袭力和毒力等因素，这种吞噬作用可能不足以完全清除病原体，仍会导致炎症反应和脑组织损伤。

(2) 巨胞饮作用：巨胞饮作用则是细胞非特异性地摄取细胞外液及其所含的溶质和小分子物质的过程。在这个过程中，细胞膜局部发生内陷，形成一个较大的囊泡，将周围的细胞外液和其中的小分子物质一同包裹入细胞内。这种方式虽然不具有高度特异性，但能够快速摄取细胞外的营养物质和信号分子，为细胞提供必要的物质和信息。

在神经系统发育过程中，巨胞饮作用可能在神经元获取营养和生长因子方面发挥重要作用。例如，在胚胎期的脑部发育过程中，神经干细胞周围的微环境中存在各种营养物质和生长因子，神经干细胞可能通过巨胞饮作用摄取这些物质，促进自身的增殖和分化。而在成体大脑中，巨胞饮作用也可能参与维持神经元的正常代谢，摄取细胞外的营养成分，如一些小分子的维生素和矿物质等。

(3) 受体介导的胞吞作用：受体介导的胞吞作用则是一种更具特异性的胞吞方式，它如同一场精准的对接仪式。细胞外的大分子物质先与细胞膜上的特异性受体进行高度特异性的结合，就像钥匙插入对应的锁孔。随后，细胞膜围绕结合部位内陷形成囊泡，将大分子物质摄入细胞内。

例如，转铁蛋白是一种在血液中负责运输铁离子的重要蛋白质，铁离子对于神经元的正常生理活动至关重要，如参与神经递质合成、能量代谢及维持细胞的氧化还原平衡等过程。转铁蛋白与脑血管内皮细胞表面的转铁蛋白受体结合后，通过受体介导的胞吞作用进入细胞。在细胞内，转铁蛋白与受体分离，铁离子被释放出来，供神经元使用。

这种高度特异性的摄取方式保证脑组织对铁离子等重要物质的精准摄取，同时有效地避免非特异性摄取可能带来的有害物质进入，从而维持脑组织内环境的稳定和神经元的正常功能。然而，在某些疾病状态下，这种受体介导的胞吞作用可能会受到影响。例如，在缺铁性贫血患者中，体内铁离子缺乏，转铁蛋白饱和度降低，可能导致转铁蛋白与脑血管内皮细胞表面受体结合减少，进而影响铁离子进入脑组织。长期的铁缺乏会影响神经元的神经递质合成和能量代谢，导致患者出现认知功能下降、注意力不集中等。

2. 胞吐作用

胞吐作用则是与胞吞相反的过程，如同细胞的排泄机制，细胞内的囊泡与细胞膜融合，将囊泡内的物质释放到细胞外。在血脑屏障中，胞吐作用主要用于将脑组织内的代谢产物、神经递质等排到血液中，维持脑组织内环境的清洁和稳定。

例如，神经元在进行信号传递过程中，会释放神经递质到突触间隙，与突触后膜上的受体结合，完成信号传递后，部分神经递质会被重新摄取到神经末梢进行再利用，而另一部分则会通过脑血管内皮细胞的胞吐作用排出到血液中进行代谢。这种机制确保神经递质在脑组织内的浓度能够得到及时调节，避免神经递质的过度积累对神经元产生毒性作用。

此外，一些细胞因子、生长因子等也可能通过胞吐作用从脑组织释放到血液中，参与全身的生理调节。在神经系统炎症反应时，脑血管内皮细胞可能通过胞吐作用释放一些炎症因子到血液中，引发全身的炎症反应，如同发出警报信号，召集免疫系统的援军来对抗病原体的入侵。

同时，血液中的抗炎因子也可能通过胞吞作用进入脑组织，调节局部的炎症状态，如同消防员一样，及时扑灭炎症的火焰，保护脑组织免受过度炎症损伤。

在阿尔茨海默病患者中，研究发现神经元内的 β- 淀粉样前体蛋白在异常加工后形成 β- 淀粉样蛋白，这些蛋白可能通过胞吐作用释放到细胞外，聚集形成老年斑，引发神经炎症和神经元损伤。而正常情况下，一些具有神经保护作用的细胞因子（如 BDNF），也通过胞吐作用释放到细胞外，支持神经元的存活和功能。但在阿尔茨海默病患者中，BDNF 的胞吐作用可能受到影响，导致其释放减少，进一步加重神经元的退变。这表明胞吐作用在神经系统疾病的发生发展中起着重要作用，对其深入研究有助于揭示疾病机制，为治疗提供新靶点。

二、通透性及其调控

（一）通透性

1. 小分子物质

(1) 脂溶性小分子：对于氧气、二氧化碳这类脂溶性小分子气体，血脑屏障展现出极高的通透能力。氧气作为神经元有氧代谢的关键底物，能凭借简单扩散，顺着浓度梯度迅速穿越血脑屏障的内皮细胞膜。在正常生理状态下，大脑对氧气的摄取相对稳定，例如，一名健康成年人在安静状态时，大脑每分钟约消耗 3.5ml/100g 的氧气，血脑屏障对氧气的高效通透确保了这一需求的满足。

乙醇同样属于小分子脂溶性物质，可轻易穿过血脑屏障。就像在日常生活中，人们饮酒后不久便会出现神经系统反应。例如，一位 30 岁的男性，饮用约 100ml 52 度白酒后，30min 左右开始出现面色潮红、言语增多等表现，这是因为乙醇快速进入脑组织，作用于神经细胞膜上的多种离子通道和神经递质受体，如抑制 GABA 受体功能，改变了神经元的兴奋性，进而导致行为和认知功能变化。

(2) 水溶性小分子：水溶性小分子物质，如葡萄糖和氨基酸，虽相对分子质量小，但因血脑屏障内皮细胞间紧密连接的限制，无法自由扩散。葡萄糖作为神经元的主要能量来源，依赖 GLUT1 进入脑组织。例如，在糖尿病患者中，长期高血糖状态会影响 GLUT1 的表达与功能。一位 55 岁的 2 型糖尿病患者，患病 10 年，血糖长期控制不佳，出现了认知功能下降的症状。经检查发现，其血脑屏障上 GLUT1 表达下调，葡萄糖转运速率减慢，神经元能量供应不足，这表明血脑屏障对葡萄糖的转运受多种因素影响。

氨基酸进入脑组织也需借助特定转运蛋白家族。以色氨酸为例，它是合成神经递质 5- 羟色胺的前体物质，通过特定的中性氨基酸转运蛋白进入脑内。在一些因 5- 羟色胺水平异常导致情绪障碍的患者中，研究发现其氨基酸转运蛋白功能可能存在异常，影响色氨酸进入脑内，进而影响 5- 羟色胺合成，导致情绪问题，如抑郁、焦虑等。

2. 大分子物质

(1) 正常生理状态下的阻挡：血脑屏障对大多数大分子物质，如蛋白质、多肽等，具有极低的通透性。血清中的免疫球蛋白，因其分子量大，正常情况下难以穿越血脑屏障进入脑组织。这一特性维持脑内免疫豁免的微环境，避免免疫系统对脑内神经组织过度免疫反应。例如，在正常个体中，即使外周存在感染引发免疫球蛋白大量产生，脑内也不会因免疫球蛋白随意进入而引发自身免疫反应，保障神经组织的正常功能。

(2) 病理状态下通透性改变：然而，在某些病理情况下，血脑屏障通透性会改变，大分子物质可渗漏进入脑组织。在脑膜炎患者中，细菌感染引发炎症反应，促使免疫细胞释放多种细胞因子和炎症介质。例如，一位 10 岁儿童患细菌性脑膜炎，炎症导致血脑屏障内皮细胞间紧密连接破坏，血浆蛋白渗漏进入脑组织，引发脑水肿。孩子出现头痛、呕吐、发热等，颅内压升高压迫神经元，影响神经功能。

在脑肿瘤患者中，肿瘤组织分泌的血管生成因子促使肿瘤周边血脑屏障重塑，通透性增加。例如，一位 45 岁的脑胶质瘤患者，肿瘤周边血脑屏障通透性改变，大分子肿瘤标志物进入血液循环，同时化疗药物虽更容易进入肿瘤组织，但正常脑组织也面临药物不良反应风险，患者在接受化疗时出现认知功能下降、脱发等不良反应。

（二）调控

1. 紧密连接蛋白

(1) 紧密连接蛋白的表达影响：紧密连接由一系列跨膜蛋白和胞内连接蛋白组成，其中 occludin、claudin 家族等跨膜蛋白对紧密连接完整性至关重要。在实验性脑缺血模型中，缺血损伤会导致 occludin 蛋白表达下调。例如，对一组大鼠进行大脑中动脉闭塞造模，模拟脑缺血，发现缺血后 24h，脑组织中 occludin 蛋白表达显著降低，血脑屏障对伊文思蓝（大分子染料）的通透性明显升高，伊文思蓝从血液渗漏进入脑组织，直观反映了血脑屏障通透性的增加。

claudin 家族蛋白也影响紧密连接功能。以 claudin-5 为例，在多发性硬化症患者中，炎症反应导致 claudin-5 表达减少。一位 35 岁的多发性硬化症患者，随着病情进展，体内炎症因子水平升高，claudin-5 表达持续降低，紧密连接完整性遭破坏，血脑屏障通透性增加，免疫细胞和炎症因子更易进入脑组织，加重神经炎症和脱髓鞘病变，患者出现肢体无力、视力下降等症状。

(2) 紧密连接蛋白的结构改变影响：紧密连接蛋白的结构改变会影响血脑屏障通透性。PKC 可磷酸化 occludin 和 claudin 蛋白。在炎症状态下，PKC 活性升高。例如，在一位因感染引发颅内炎症的患者体内，检测到 PKC 活性明显增强，导致紧密连接蛋白过度磷酸化，紧密连接缝隙增大，血脑屏障通透性增加，使得病原体及其毒素更易进入脑组织，加重病情。

2. 转运蛋白表达

(1) 葡萄糖转运蛋白：葡萄糖转运蛋白 GLUT1 负责血脑屏障内皮细胞对葡萄糖的转运。在正常生理状态下，其表达水平相对稳定，保障神经元对葡萄糖的需求。但在糖尿病患者中，长期高血糖会影响 GLUT1 表达。例如，一位 60 岁的糖尿病患者，患病 15 年，由于血糖长期控制不佳，出现神经病变，检测发现其血脑屏障内皮细胞上 GLUT1 表达下调，葡萄糖进入脑组织速率减慢，神经元能量供应不足，患者出现感觉异常、疼痛等症状。

(2) 氨基酸转运蛋白：氨基酸转运蛋白维持脑内氨基酸平衡。以中性氨基酸转运蛋白 LAT1 为例，在患者营养不良情况下，其表达可能增加。曾有一位因节食导致营养不良的年轻女性，出现头晕、乏力等症状，检查发现其体内 LAT1 表达上调，试图提高氨基酸摄取满足脑组织需求。此外，LAT1 还与药物转运有关，某些具有氨基酸结构类似物的药物可通过 LAT1 进入脑组织。例如，在研发针对脑内疾病的药物时，研究人员利用 LAT1 的这一特性，设计一种新型抗癌药物，通过修饰使其具有与氨基酸类似的结构，期望能更好地通过血脑屏障进入脑肿瘤组织，提高治疗效果。

(3) 药物转运蛋白：药物转运蛋白 P-gp 在血脑屏障对药物通透中起外排作用。许多临床常用药物（如抗癌药物多柔比星、抗癫痫药物卡马西平）是 P-gp 的底物。在癫痫患者治疗过程中，部分患者长期使用卡马西平，随着用药时间延长，疗效逐渐降低。例如，一位 25 岁的癫痫患者，服用卡马西平 5 年，从最初能有效控制癫痫发作，到后来发作频率逐渐增加。经检测发现，其血脑屏障内皮细胞上 P-gp 表达上调，药物外排增加，脑内药物浓度降低，导致疗效下降，医生不得不调整药物剂量或更换药物。

3. 炎症与细胞因子

(1) TNF-α 的影响：TNF-α 是炎症反应中影响血脑屏障通透性的重要细胞因子。在实验性自身免疫性脑脊髓炎（experimental autoimmune encephalomyelitis，EAE）动物模型中，TNF-α 水平显著升高。例如，对一组诱导为 EAE 的小鼠进行观察，发现随着病情发展，小鼠体内 TNF-α 水平持续上升，紧密连接蛋白 occludin 和 claudin-5 表达减少且磷酸化增加，血脑屏障对大分子物质通透性明显增强，免疫细胞大量进入脑组织，引发神经炎症和脱髓鞘病变，小鼠出现运动障碍等。

在临床多发性硬化症患者中，同样存在 TNF-α 水平升高导致血脑屏障通透性改变的情况。一位 40 岁的多发性硬化症患者，疾病活动期 TNF-α 水平高于正常范围，紧密连接破坏，血脑屏障通透性增加，患者出现视物模糊、肢体麻木等，这表明 TNF-α 在炎症介导的血脑屏障通透性改变中发挥关键作用。

(2) IL-1β 的影响：IL-1β 也能影响血脑屏障的通透性。在细菌性脑膜炎中，细菌感染刺激免疫细胞释放大量 IL-1β。例如，一位 5 岁儿童患细菌性脑膜炎，体内 IL-1β 水平急剧升高，激活下游 MAPK 信号通路和 JAK/STAT 信号通路，导致紧密连接蛋白表达下调和结构改变，同时促进黏附分子表达，白细胞更容易黏附并穿过血脑屏障，加重炎症反应，患儿出现高热、惊厥等。

此外，IL-1β 还诱导其他细胞因子（如 IL-6 等）释放，形成细胞因子网络。在一位感染性脑炎患者中，检测到 IL-1β 升高的同时，IL-6 水平也明显上升，进一步放大炎症反应对血脑屏障通透性的影响，患者病情加重，出现意识障碍等。

4. 其他细胞因子及氧化应激影响

(1) 除 TNF-α 和 IL-1β，IFN-γ、MCP-1 等细胞因子也影响血脑屏障通透性。在病毒感染引起的脑炎中，如一位 30 岁的病毒性脑炎患者，体内 IFN-γ 和 MCP-1 水平升高，导致血脑屏障通透性增加，病毒在脑组织中扩散，免疫细胞浸润引发免疫病理损伤，患者出现头痛、呕吐、精神症状等。

（2）炎症反应还会导致氧化应激，产生的活性氧（reactive oxygen species，ROS）和活性氮（reactive nitrogen species，RNS）损伤血脑屏障。在脑缺血再灌注损伤中，如一位65岁的脑梗死患者，在进行溶栓治疗后出现再灌注，缺血期间脑组织缺氧，再灌注后产生大量ROS，导致紧密连接蛋白氧化损伤，血脑屏障通透性增加，引发脑水肿和神经细胞死亡，患者病情恶化，出现肢体偏瘫加重、昏迷等。

三、调控血脑屏障特性的关键信号通路

（一）Wnt/β-catenin 信号通路

1. 通路概述

（1）经典激活途径：Wnt/β-catenin 信号通路在胚胎发育和组织稳态维持中具有重要作用，在血脑屏障形成和维持过程中也不可或缺。经典的 Wnt 信号通路起始于细胞外 Wnt 蛋白与细胞膜上 Fz 受体和 LRP5/6 共受体的结合。当 Wnt 蛋白与受体结合后，会引发受体复合物构象变化，招募胞质内的 Dvl 蛋白。Dvl 蛋白抑制由 APC、Axin 和 GSK-3β 组成的 β-catenin 降解复合物活性。在无 Wnt 信号刺激时，β-catenin 持续磷酸化，被泛素－蛋白酶体系统识别并降解。而 Wnt 信号激活后，β-catenin 磷酸化受抑制，在细胞质中积累，随后进入细胞核，与 TCF/LEF 家族转录因子结合，形成转录激活复合物，调控下游靶基因表达。

（2）负反馈调节机制：Wnt/β-catenin 信号通路存在多种负反馈调节机制。例如，Wnt 信号通路激活后诱导 Axin2 等负调控因子表达，Axin2 增强 β-catenin 降解复合物活性，抑制 β-catenin 积累，对 Wnt 信

号通路起负反馈调节作用。此外，分泌型蛋白 DKK 家族蛋白，能与 LRP5/6 结合，阻断 Wnt 蛋白与受体相互作用，抑制 Wnt 信号通路激活。在一些肿瘤研究中发现，肿瘤细胞可通过异常调节这些负反馈机制，使 Wnt/β-catenin 信号通路过度激活，促进肿瘤生长。

2. 对血脑屏障的影响

(1) 紧密连接蛋白调控：在血脑屏障内皮细胞中，Wnt/β-catenin 信号通路激活对维持血脑屏障正常功能至关重要，能促进紧密连接蛋白（如 claudin-5）的表达，增强紧密连接稳定性，降低血脑屏障通透性。在胚胎发育过程中，该信号通路正常激活是血脑屏障紧密连接形成和发育所必需的。例如，通过基因敲除技术使小鼠胚胎中 Wnt7a 基因缺失，导致血脑屏障发育异常，claudin-5 表达降低，血脑屏障通透性升高，出生后的小鼠出现神经系统发育缺陷和对病原体易感性的增加。

在一些神经系统疾病研究中，也发现 Wnt/β-catenin 信号通路与紧密连接蛋白表达的关联。如在阿尔茨海默病患者的研究中，发现该信号通路的异常可能影响紧密连接蛋白，导致血脑屏障通透性改变，使得外周有害物质更容易进入脑内，加速神经病理变化。

(2) 内皮细胞增殖与分化调控：Wnt/β-catenin 信号通路还参与调控内皮细胞的增殖和分化。在血脑屏障发育过程中，促进内皮细胞向具有血脑屏障特性的内皮细胞表型分化，上调与血脑屏障功能相关的转运蛋白和酶的表达。例如，该信号通路激活可诱导葡萄糖转运蛋白 GLUT1 和药物转运蛋白 P-gp 表达增加，确保脑组织能量供应和对药物的外排能力。

在血脑屏障损伤修复过程中，Wnt/β-catenin 信号通路也发挥作用。例如，在脑外伤患者中，受伤部位血脑屏障受损，激活的 Wnt 信号促进内皮细胞增殖，加速受损部位修复和再生，恢复血脑屏障完整性。然而，若该信号通路过度激活，可能导致内皮细胞过度增殖，引发血管异常增生等病理变化。例如，在一些脑肿瘤中，Wnt/β-catenin 信号通路异常激活，不仅促进肿瘤细胞增殖和侵袭，还影响肿瘤周边血脑屏障结构和功能，导致血脑屏障通透性增加，肿瘤细胞更易获得营养物质和转移。曾有一位 50 岁的脑血管瘤患者，检测发现其肿瘤组织中 Wnt/β-catenin 信号通路被过度激活，血管异常增生，血脑屏障功能紊乱，患者出现头痛、视力下降等症状。

（二）Notch 信号通路

1. 通路概述

(1) 受体与配体结合：Notch 信号通路作为细胞间通信的关键信号通路，在血脑屏障的形成与维持过程中扮演着极为重要的角色。该通路主要依赖相邻细胞间的 Notch 受体与配体的相互作用来实现信号传递。

Notch 受体属于单次跨膜蛋白，在哺乳动物体内存在 Notch1～4 这四种不同的受体类型。它们具有高度保守的结构，胞外区包含多个表皮生长因子样重复序列（EGF-like repeat），这些重复序列在与配体结合过程中发挥着关键作用。而其配体同样是跨膜蛋白，主要包括 Dll1、Dll3、Dll4 和 Jagged1、Jagged2 等。这些配体的胞外区也含有特定的结构域，用于与 Notch 受体相互识别和结合。

当相邻细胞的 Notch 配体与受体相遇时，两者会发生特异性结合。这种结合会引发 Notch 受体的构象发生显著改变，进而激活 ADAM 金属蛋白酶。ADAM 金属蛋白酶具有独特的酶切活性，它能够对 Notch 受体进行第一次切割，将其裂解为一个细胞外片段和一个仍然锚定在

细胞膜上的跨膜片段。这一过程犹如一把"分子剪刀"，精准地启动了
Notch 信号通路的后续级联反应。

(2) 信号转导与基因调控：在 ADAM 金属蛋白酶完成第一次切割后，
γ- 分泌酶复合物紧接着会对跨膜片段进行第二次切割。这一切割过程释
放出 NICD。NICD 从细胞膜上脱离后，如同一位"信使"，迅速向细胞
核内转移。

在细胞核中，NICD 会与转录因子 RBP-Jκ 结合。值得注意的是，
在没有 NICD 存在时，RBP-Jκ 通常与共抑制因子结合，处于抑制转录
的状态。而 NICD 的到来改变了这一局面，它替换了原本与 RBP-Jκ 结
合的共抑制因子，并招募共激活因子，从而形成一个转录激活复合物。

这个转录激活复合物就像一个"基因调控司令部"，能够精准地调
控一系列下游靶基因的转录过程。其中，Hes 家族和 Hey 家族基因是
Notch 信号通路的重要靶基因。这些基因编码的蛋白质在细胞的增殖、
分化、凋亡及细胞命运决定等诸多关键生物学过程中发挥着不可或缺的
作用。

此外，Notch 信号通路并非孤立存在，而是存在着复杂且精细的调
控机制。例如，Notch 信号的强度和持续时间会受到多种因素的影响。
配体的表达水平高低直接关系到与受体结合的概率，进而影响信号的起
始和强度；受体的数量则决定细胞对信号的敏感程度；同时，细胞内还
存在一些调节蛋白，它们可以通过与信号通路中的关键分子相互作用，
对信号进行微调。

更为重要的是，Notch 信号通路与其他信号通路之间存在着广泛而
深入的相互作用。它与 Wnt/β-catenin 信号通路、Hedgehog 信号通路等
密切协作，共同协调细胞的生物学行为。这种信号通路之间的"对话"

使得细胞能够根据不同的环境信号和自身需求，做出准确而恰当的反应，确保生物体的正常发育和生理功能的维持。

2. 对血脑屏障的影响

(1) 促进内皮细胞分化：在血脑屏障的形成过程中，Notch 信号通路犹如一位"幕后指挥家"，对内皮细胞向血脑屏障特异性内皮细胞表型分化起着关键的促进作用。

研究发现，在胚胎发育的关键阶段，Notch 信号通路的激活如同启动了一个"分化程序"，能够上调紧密连接蛋白和转运蛋白的表达，使得内皮细胞逐渐获得血脑屏障所特有的功能特性。例如，在对小鼠胚胎进行的深入研究中，科研人员通过基因技术抑制 Notch 信号通路的活性，结果发现血脑屏障内皮细胞的紧密连接蛋白 claudin-5 和 occludin 的表达显著降低。这就好比一座建筑的"砖块之间的黏合剂"减少，使得紧密连接的结构变得松散。同时，葡萄糖转运蛋白 GLUT1 及药物转运蛋白 P-gp 的表达也受到明显影响，导致血脑屏障的功能发育不完善，无法有效地执行物质运输和屏障保护的功能。

在体外实验中，科研人员以人脐静脉内皮细胞（HUVEC）为研究对象，通过特定的诱导条件使其模拟血脑屏障内皮细胞的表型。当给予 Notch 信号通路激活剂时，就如同给细胞发出"变身"的指令，HUVEC 中紧密连接蛋白的表达显著增加，细胞间的连接变得更加紧密，仿佛"砖块之间的黏合更加牢固"，对小分子物质的通透性也随之降低。这一系列实验结果充分表明，Notch 信号通路在促进内皮细胞向血脑屏障特异性表型分化方面具有不可替代的重要作用，是构建完整且功能正常的血脑屏障的关键环节。

(2) 增强屏障功能：Notch 信号通路对于血脑屏障功能的维持同样

至关重要，它就像一位忠诚的"守护者"，时刻确保血脑屏障的正常运作。

在成年个体中，持续激活的 Notch 信号通路能够如同一位"勤劳的工匠"，不断维持紧密连接蛋白的稳定表达，从而保证血脑屏障始终保持低通透性的良好状态。例如，在对一些神经系统疾病的研究中，科学家们发现，当 Notch 信号通路受到抑制时，就如同"守护者"失去力量，血脑屏障的紧密连接结构遭到破坏，紧密连接蛋白的表达大幅减少。这就使得血脑屏障如同出现"漏洞"，对大分子物质的通透性增加，外周的免疫细胞、炎症因子等就像"不速之客"，更容易进入脑组织，从而引发神经炎症反应，对神经系统造成损害。

此外，Notch 信号通路还深度参与调节血管生成过程中血脑屏障的建立。在新生血管形成时，Notch 信号通路就像一位"精准的设计师"，确保新生血管内皮细胞能够准确地分化为具有正常血脑屏障功能的细胞。例如，在脑肿瘤的血管生成过程中，肿瘤细胞会分泌一些因子激活 Notch 信号通路。虽然这使得肿瘤周边的血管内皮细胞获得了类似血脑屏障的特性，但这种改变也可能导致血脑屏障功能出现异常。一方面，它可能影响肿瘤的营养供应，因为血脑屏障功能的改变会影响营养物质的运输。另一方面，它也可能影响药物的递送，使得化疗药物难以有效地进入肿瘤组织，同时正常脑组织也可能因血脑屏障功能异常而受到不必要的影响。

3. 临床病例关联

在多发性硬化症患者中，越来越多的研究揭示 Notch 信号通路的异常与血脑屏障功能障碍之间存在着密切的关联。MS 作为一种自身免疫性疾病，其主要特征是中枢神经系统的炎症和脱髓鞘，给患者的生活质量带来了严重影响。

研究表明，在 MS 患者的脑组织中，Notch 信号通路的关键分子表达发生显著改变。这些改变如同"多米诺骨牌"的第一张被推倒，导致血脑屏障紧密连接蛋白的表达减少，使得血脑屏障的"屏障城墙"出现了缺口，通透性增加。免疫细胞就像"入侵的敌军"，通过受损的血脑屏障进入脑组织，对神经髓鞘发起攻击，从而引发炎症反应和神经功能损伤。

例如，一位 35 岁的 MS 患者，在疾病发作期，医生通过检测其脑脊液和脑组织活检样本，发现 Notch 信号通路相关基因的表达水平与健康对照组相比有显著差异。同时，利用先进的检测技术发现血脑屏障对一些大分子标志物的通透性明显升高。这位患者在临床上出现了肢体无力、视力下降等典型症状，严重影响了其日常生活和工作能力。

在脑缺血再灌注损伤的研究领域，也发现 Notch 信号通路在血脑屏障损伤后的修复过程中扮演着重要角色。在缺血再灌注损伤早期，身体仿佛启动一种自我保护机制，Notch 信号通路被激活。激活后的 Notch 信号通路就像一支"紧急修复队"，促进内皮细胞的增殖和紧密连接蛋白的表达，有助于血脑屏障的修复。

然而，如果 Notch 信号通路过度激活，就如同"修复队"工作过度，可能会导致血管生成异常，影响血脑屏障的正常结构和功能。例如，一位 60 岁的脑梗死患者在接受溶栓治疗后，出现再灌注损伤。在后续的治疗过程中，医生通过监测发现其脑组织中 Notch 信号通路的活性变化与血脑屏障的修复情况紧密相关。当 Notch 信号通路适度激活时，血脑屏障的功能逐渐恢复，患者的症状也有所改善。但当该信号通路过度激活时，患者出现脑水肿等并发症，提示血脑屏障功能出现异常，这进一步表明 Notch 信号通路在血脑屏障修复过程中需要精准调控的重要性。

（三）MAPK 信号通路

1. 通路概述

(1) ERK 分支：MAPK 信号通路是细胞内极为重要的信号转导通路，犹如细胞内的"信号高速公路"，包含 ERK、JNK 和 p38 MAPK 等多条分支，它们在血脑屏障的生理和病理过程中都发挥着复杂而关键的作用。

ERK 信号通路通常在细胞受到生长因子、激素等刺激时被激活，这一过程就像细胞接收到"生长和发展"的指令。细胞外信号首先与细胞膜上的受体结合，这些受体就像"信号接收器"，其中受体酪氨酸激酶在这一过程中起着关键作用。当受体酪氨酸激酶被激活后，它会如同"信号召集者"，迅速招募 Grb2 和鸟苷酸交换因子 SOS。

SOS 具有独特的功能，它能够促进 Ras 蛋白从结合 GDP（一种"休眠"状态）转变为结合 GTP（一种"激活"状态），从而激活 Ras 蛋白。激活的 Ras 蛋白就像"信号接力手"，进一步激活 Raf 蛋白。Raf 蛋白接着对 MEK1/2 进行磷酸化，使其获得活性，最终 MEK1/2 磷酸化激活 ERK1/2。

激活的 ERK1/2 就像"信号使者"，可以进入细胞核。在细胞核内，它能够磷酸化多种转录因子，如 Elk-1、c-Fos 等。这些转录因子就像"基因调控开关"，它们被磷酸化后，能够调控与细胞增殖、分化、存活相关的基因表达，从而指导细胞的生长和发育。

(2) JNK 分支：JNK 信号通路主要在细胞受到应激刺激时发挥作用，

如紫外线照射、渗透压变化、细胞因子等作用于细胞时，就像细胞遭遇"危机"，JNK 信号通路会迅速做出反应。

JNK 的激活涉及多个上游激酶的级联反应，其中 MLK、ASK1 等扮演着重要角色。这些上游激酶会依次激活 MKK4 和 MKK7，MKK4 和 MKK7 就像"激活催化剂"，最终磷酸化激活 JNK。

激活的 JNK 如同"危机处理者"，可以磷酸化 c-Jun、ATF2 等转录因子。这些转录因子被磷酸化后，会调节细胞凋亡、炎症反应等生物学过程，帮助细胞应对各种应激情况，决定细胞是在危机中存活还是走向凋亡。

(3) p38 MAPK 分支：p38 MAPK 信号通路同样在细胞面对应激反应时发挥着不可或缺的作用，它对细菌 LPS、炎症细胞因子、紫外线、热休克等刺激高度敏感，仿佛是细胞的"应激感应器"。

p38 MAPK 的激活过程与 JNK 类似，也是通过一系列上游激酶的级联反应来实现的。在这个过程中，TAK1、MKK3/6 等激酶依次发挥作用，最终使 p38 MAPK 磷酸化激活。

激活的 p38 MAPK 就像"多功能调节器"，它可以磷酸化多种底物，包括转录因子、蛋白激酶等。通过对这些底物的磷酸化修饰，p38 MAPK 参与调控炎症反应、细胞凋亡、细胞周期等众多重要过程，确保细胞在各种应激条件下能够做出适当的反应，维持细胞的稳态。

2. 对血脑屏障的影响

(1) ERK 信号通路对血脑屏障的双重作用：在血脑屏障内皮细胞中，ERK 信号通路的激活对细胞的增殖和存活具有重要影响，就像一把"双刃剑"，既有利也有弊。

在血脑屏障受到损伤时，如脑外伤或缺血性损伤后，ERK 信号通路可被激活，这就像启动细胞的"自我修复程序"。以脑外伤的动物模型为例，当动物脑部受到损伤后，损伤部位周边的血脑屏障内皮细胞中 ERK1/2 的磷酸化水平迅速升高，这表明 ERK 信号通路被激活。激活后的 ERK 信号通路能够促进内皮细胞的增殖，就像召集更多的"建筑工人"来修复受损的血脑屏障，有助于受损血脑屏障的修复和再生，使血脑屏障能够尽快恢复其正常功能，保护脑组织免受进一步损伤。

然而，过度激活的 ERK 信号通路可能对血脑屏障产生负面影响，就像"修复程序"失控。研究发现，在一些炎症性疾病中，炎症因子的刺激可导致 ERK 信号通路过度激活。这就好比给"建筑工人"下达错误的指令，使得紧密连接蛋白（如 occludin 和 claudin-5）发生磷酸化修饰，结构发生改变。原本紧密的连接结构变得松散，就像"建筑的墙体出现裂缝"，导致紧密连接的完整性受损，血脑屏障的通透性增加。例如，在实验性脑膜炎模型中，炎症刺激使 ERK 信号通路持续激活，血脑屏障紧密连接蛋白的磷酸化水平显著升高，血脑屏障对大分子物质的通透性明显增加，炎症细胞和病原体就像"入侵的敌人"，更容易进入脑组织，加重炎症反应，对脑组织造成更大的伤害。

(2) JNK 信号通路与血脑屏障炎症及凋亡：JNK 信号通路在血脑屏障的炎症反应和细胞凋亡过程中扮演着重要角色，如同一个"炎症与凋亡的调控者"。

当血脑屏障受到炎症刺激时，如在感染性脑炎或自身免疫性神经疾病中，就像"敌人入侵"，JNK 信号通路会被迅速激活。激活的 JNK 就像一个"炎症放大器"，可以通过磷酸化转录因子，促进炎症相关基因的表达。例如，它能够促使 IL-6、TNF-α 等细胞因子的表达增加，这些细胞因子会进一步放大炎症反应，使炎症"火势"更加凶猛。

同时，过度激活的 JNK 信号通路还可以诱导血脑屏障内皮细胞的凋亡，就像给细胞下达"死亡指令"。例如，在病毒性脑炎患者中，病毒感染引发的炎症反应激活 JNK 信号通路，导致血脑屏障内皮细胞凋亡增加。内皮细胞的凋亡使得紧密连接结构遭到破坏，血脑屏障的"屏障功能"受损，通透性升高，病毒就像"肆虐的侵略者"，更容易在脑组织中扩散，加重病情，给患者的神经系统带来严重的损害。

(3) p38 MAPK 信号通路对血脑屏障通透性的影响：p38 MAPK 信号通路在炎症刺激下对血脑屏障的通透性具有显著影响，犹如一个"通透性调节阀"。

在炎症状态下，p38 MAPK 会被激活，它可以通过调控炎症因子的表达，间接影响血脑屏障的通透性。例如，在细菌性脑膜炎中，细菌感染刺激免疫细胞释放大量炎症因子，这些炎症因子就像"导火索"，激活 p38 MAPK 信号通路。激活的 p38 MAPK 就像一个"炎症因子指挥官"，促进 TNF-α 等炎症因子的释放。TNF-α 作用于血脑屏障内皮细胞，导致紧密连接蛋白的破坏和通透性增加，就像"拆除屏障的部分结构"，使得血脑屏障的通透性升高。

同时，p38 MAPK 还可以通过磷酸化紧密连接蛋白，直接影响紧密连接的结构和功能。研究表明，抑制 p38 MAPK 的活性可以减轻炎症反应对血脑屏障的损伤，降低血脑屏障的通透性，就像给"调节阀"进行调整，使其恢复到正常状态。在动物实验中，科研人员给予 p38 MAPK 抑制药后，细菌性脑膜炎模型动物的血脑屏障通透性明显降低，脑组织中的炎症细胞浸润减少，神经功能损伤得到改善，这进一步证明 p38 MAPK 信号通路在调节血脑屏障通透性方面的重要作用。

3. 临床病例分析

在一位 45 岁的脑梗死患者中，发病初期由于脑组织缺血缺氧，血脑屏障受到损伤，就像一座"防护墙"遭到了破坏。医生通过检测发现患者脑组织中 ERK 信号通路激活，表现为 ERK1/2 磷酸化水平升高，这表明细胞启动自我修复机制。在这个阶段，ERK 信号通路的激活有助于早期血脑屏障内皮细胞的增殖和修复，就像召集"修复队伍"来修复受损的防护墙。

然而，在后续的病程中，由于炎症反应的发生，就像"修复现场"引来"麻烦制造者"，JNK 和 p38 MAPK 信号通路也被激活。患者出现脑水肿等症状，检测发现血脑屏障对大分子物质的通透性增加，炎症因子水平升高。进一步分析发现，JNK 和 p38 MAPK 信号通路的激活导致紧密连接蛋白的破坏和炎症因子的大量释放，使得原本正在修复的"防护墙"再次受损。

通过给予抗炎药物和针对相关信号通路的调节剂进行治疗，就像给"修复现场"提供了正确的指导和工具，患者的病情得到一定程度的控制，血脑屏障的功能逐渐恢复，"防护墙"又开始重新发挥其保护作用。

在一位 28 岁的系统性红斑狼疮（systemic lupus erythematosus，SLE）患者中，由于自身免疫反应导致神经系统受累，就像身体的"防御部队"误将自身的神经系统当作敌人。研究发现，患者体内的自身抗体和炎症因子激活血脑屏障内皮细胞中的 JNK 和 p38 MAPK 信号通路。这一激活过程如同推倒多米诺骨牌，引发一系列不良后果。

JNK 信号通路的激活使得血脑屏障内皮细胞中的炎症相关基因大量表达，IL-6、TNF-α 等细胞因子的水平显著上升。这些细胞因子就像"炎症信使"，进一步加剧炎症反应。同时，JNK 信号通路过度激活诱导了血脑屏障内皮细胞的凋亡。内皮细胞如同构建血脑屏障这座"城墙"的砖块，其凋亡导致紧密连接结构被破坏，血脑屏障的"城墙"出现了缺口，通透性随之增加。

而 p38 MAPK 信号通路的激活，一方面通过促进 TNF-α 等炎症因子的释放，间接加重了血脑屏障的损伤。另一方面，它直接对紧密连接蛋白进行磷酸化修饰，改变了紧密连接的结构和功能，使得血脑屏障的"防护能力"进一步下降。免疫细胞如同"失控的士兵"，通过受损的血脑屏障进入脑组织，引发神经精神症状。患者可能出现头痛、抑郁、认知障碍等症状，严重影响生活质量。

通过对该患者进行免疫抑制治疗，旨在抑制 JNK 和 p38 MAPK 信号通路的过度激活。这就像是给失控的"炎症列车"踩下了刹车。经过一段时间的治疗，患者体内的炎症因子水平逐渐降低，JNK 和 p38 MAPK 信号通路的活性得到抑制，血脑屏障内皮细胞的凋亡减少，紧密连接结构逐渐恢复。患者的神经精神症状得到缓解，血脑屏障的功能也有所改善，"城墙"的防护能力逐渐恢复，生活质量得到一定程度的提高。

在另一例 52 岁的颅脑创伤患者中，受伤初期，由于创伤刺激，血脑屏障内皮细胞中的 ERK 信号通路迅速激活，ERK1/2 磷酸化水平升高。这一激活促使内皮细胞增殖，开始对受损的血脑屏障进行修复。然而，随着创伤后继发的炎症反应，JNK 和 p38 MAPK 信号通路也相继被激活。炎症因子（如 IL-1β、IL-6 等）大量释放，导致血脑屏障紧密连接蛋白的表达下调和结构改变。

JNK 信号通路激活后，通过磷酸化转录因子，进一步上调炎症相关基因的表达，放大炎症反应。同时，p38 MAPK 信号通路的激活不仅促进炎症因子的分泌，还直接影响紧密连接蛋白的功能，使血脑屏障的通透性显著增加。患者出现颅内压升高、脑水肿等症状，这是因为血脑屏障通透性增加后，大量液体和蛋白质渗漏到脑组织间隙。

医生对该患者采取了综合治疗措施，包括使用抗炎药物抑制炎症反应，以及给予一些能够调节 MAPK 信号通路的药物。经过治疗，患者的炎症反应得到控制，JNK 和 p38 MAPK 信号通路的过度激活被抑制，ERK 信号通路的修复作用得以更好地发挥。血脑屏障的通透性逐渐降低，紧密连接结构逐渐恢复正常，颅内压和脑水肿症状也得到缓解，患者的病情逐渐好转。

再如，一位 36 岁的多发性硬化患者，其体内的免疫紊乱导致炎症细胞浸润脑组织，引发血脑屏障功能障碍。研究发现，炎症微环境中的细胞因子激活血脑屏障内皮细胞的 JNK 和 p38 MAPK 信号通路。JNK 信号通路激活后，诱导一系列促炎细胞因子的表达，同时促进内皮细胞凋亡，破坏了血脑屏障的完整性。p38 MAPK 信号通路则通过调节紧密连接蛋白的磷酸化状态，改变紧密连接的稳定性，使得血脑屏障的通透性大幅增加。

针对该患者，临床采用免疫调节药物和针对 JNK、p38 MAPK 信号通路的靶向治疗药物。经过一段时间的治疗，患者体内的炎症反应减轻，JNK 和 p38 MAPK 信号通路的活性受到抑制，血脑屏障内皮细胞的凋亡减少，紧密连接蛋白的表达和功能逐渐恢复。患者的神经功能缺损症状得到改善，表明血脑屏障功能的恢复对患者的病情缓解起到积极作用。

在研究 MAPK 信号通路与血脑屏障关系的过程中，大量的基础实验和临床病例都表明，ERK、JNK 和 p38 MAPK 各分支在血脑屏障的生理和病理过程中相互协作又相互制约。它们的异常激活或抑制都可能导致血脑屏障功能的改变，进而影响神经系统的健康。深入了解这些信号通路的具体机制，对于开发针对神经系统疾病的治疗策略具有重要意义，有望为临床治疗提供更精准、有效的干预靶点。例如，通过研发特异性的 MAPK 信号通路抑制药或激活药，可以更有针对性地调节血脑屏障的功能，在保护神经系统免受损伤的同时，促进受损血脑屏障的修复，为众多神经系统疾病患者带来新的希望。同时，未来的研究还需要进一步探索 MAPK 信号通路与其他相关信号通路之间的复杂交互作用，以全面揭示血脑屏障功能调控的奥秘，为神经系统疾病的治疗开辟更广阔的道路。

第3章 血脑屏障与中枢神经系统疾病的复杂关系

一、缺血性脑卒中：血脑屏障在脑卒中发生发展中的角色

（一）缺血性脑卒中急性期血脑屏障的变化

1.能量代谢紊乱引发的屏障损伤

缺血性脑卒中通常因脑部血管堵塞，致使局部脑组织缺血缺氧而发病。在急性期，即发病后的数小时至数天内，血脑屏障会迅速出现一系列改变。由于缺血，脑组织的能量代谢急剧紊乱，ATP 生成大幅减少。正常有氧呼吸过程中，葡萄糖在线粒体经过复杂的氧化磷酸化过程产生大量 ATP，为细胞活动提供能量。然而，缺血时氧气供应不足，线粒体无法进行正常的有氧呼吸，ATP 生成受限。

依赖 ATP 的离子泵功能因此受损，其中钠 - 钾泵对维持细胞内外离子平衡至关重要。钠 - 钾泵利用 ATP 水解产生的能量，将细胞内的 Na^+ 泵出，同时将细胞外的 K^+ 泵入，保持细胞内高钾低钠的状态。当 ATP 供应不足，钠 - 钾泵无法正常工作，细胞内的离子平衡失调，大量 Ca^{2+} 顺着浓度梯度内流。

Ca^{2+} 内流激活一系列酶类，其中钙蛋白酶可降解紧密连接蛋白，如 occludin 和 claudin-5。紧密连接蛋白如同血脑屏障的"铆钉"，它们的

降解破坏血脑屏障的紧密连接结构，使得屏障的通透性增加。例如，在动物实验中，通过阻断大脑中动脉制造缺血性脑卒中模型，发现缺血后数小时，脑组织中 occludin 蛋白的表达量明显下降，血脑屏障对大分子物质的通透性显著升高。研究表明，钙蛋白酶可能通过切割 occludin 蛋白的特定结构域，使其失去与相邻蛋白的结合能力，从而破坏紧密连接的完整性。

在临床病例中，一位 65 岁男性患者，有高血压和高脂血症病史，突发急性缺血性脑卒中。发病后 3h 内送至医院，脑部 CT 显示局部脑组织缺血。在后续的检查中发现，发病 6h 后，患者脑脊液中的蛋白含量开始升高，提示血脑屏障通透性增加。这可能是由于能量代谢紊乱，导致紧密连接蛋白被破坏，使得血液中的蛋白质渗漏到脑脊液中。进一步的研究发现，该患者血脑屏障内皮细胞中钙蛋白酶的活性在发病后显著升高，与紧密连接蛋白的降解及血脑屏障通透性的增加呈现正相关。

2. 炎症反应对血脑屏障的破坏

同时，缺血还会引发炎症反应。受损的脑组织释放炎症介质，如 TNF-α、IL-1β 等。这些炎症因子就像"信号兵"，激活内皮细胞内的信号通路，其中 NF-κB 信号通路尤为关键。

炎症因子与内皮细胞表面的相应受体结合，启动细胞内的信号转导级联反应。以 TNF-α 为例，它与 TNF 受体结合后，通过一系列的蛋白相互作用，激活 IKK。IKK 磷酸化 IκB 蛋白，使其从 NF-κB 上解离，暴露 NF-κB 的核定位信号。激活的 NF-κB 进入细胞核，与特定基因的启动子区域结合，调控相关基因表达，导致紧密连接蛋白的表达下调。例如，在体外培养的血脑屏障内皮细胞模型中，加入 TNF-α 刺激后，紧密连接蛋白 claudin-5 的 mRNA 和蛋白表达水平均明显降低。研究发现，NF-κB 可能直接结合到 claudin-5 基因的启动子区域，抑制其转录过程，从而减少 claudin-5 蛋白的合成。这进一步削弱血脑屏障的完整性，使得血液中的物质更容易进入脑组织。

此外，炎症反应还会吸引白细胞黏附并穿越血脑屏障。白细胞表面的黏附分子（如整合素）与内皮细胞表面的配体（如 ICAM-1）相互作用，使得白细胞能够黏附在内皮细胞上。然后，白细胞通过变形运动，借助其自身的伪足伸展和收缩，穿越紧密连接，进入脑组织。这一过程不仅进一步破坏血脑屏障的结构，还会释放更多的炎症介质和蛋白酶，如 MMP，加重脑组织的损伤。MMP 可以降解细胞外基质成分，进一步破坏血脑屏障的完整性，导致更多的炎症细胞和有害物质进入脑组织。

以一位 70 岁的缺血性脑卒中患者为例，发病后 12h，血液检查显示炎症因子 TNF-α 和 IL-1β 水平显著升高。同时，通过 MRI 增强扫描发现，梗死区域周边血脑屏障对对比剂的摄取增加，表明血脑屏障通透性进一步升高。进一步的研究发现，该患者脑组织中 ICAM-1 的表达在发病后明显上调，与白细胞的黏附和浸润密切相关。此外，检测到患者脑脊液中 MMP 的活性升高，提示血脑屏障的结构受到进一步破坏。

（二）缺血性脑卒中亚急性期和慢性期血脑屏障的改变

1. 亚急性期血脑屏障的修复与异常

在缺血性脑卒中的亚急性期，即发病后的数天至数周，血脑屏障开始尝试自我修复。内皮细胞会启动一系列修复机制，例如，上调紧密连接蛋白的表达，试图重新加固血脑屏障的结构。这一过程涉及多种信号通路的激活，如 PI3K-AKT 信号通路。PI3K 被激活后，通过一系列的磷酸化反应，激活 AKT。AKT 可以调节紧密连接蛋白相关基因的转录和翻译过程，促进紧密连接蛋白的合成和组装。

然而，这种修复过程往往并不完美。一方面，炎症反应在亚急性期仍然存在，虽然相较于急性期有所减轻，但持续的炎症刺激仍会影响血脑屏障的修复进程。炎症因子会持续抑制紧密连接蛋白的正常表达和组装，导致紧密连接结构的重建受到阻碍。例如，IL-6 等炎症因子可以通过激活 JAK-STAT 信号通路，抑制紧密连接蛋白的表达。JAK-STAT 信号通路激活后，STAT 蛋白磷酸化并进入细胞核，调控相关基因表达，抑制紧密连接蛋白的合成。另一方面，缺血导致的脑组织损伤会引发血管生成。新生的血管内皮细胞可能尚未完全发育成熟，其形成的血脑屏障功能也不完善，通透性相对较高。新生血管内皮细胞可能缺乏成熟血脑屏障内皮细胞所具有的一些特殊转运蛋白和紧密连接蛋白的表达模式，导致其对物质的转运和屏障功能与正常血脑屏障存在差异。

例如，临床观察到一位 58 岁的缺血性脑卒中患者，在发病后第 7 天，症状有所缓解，但 MRI 检查显示，梗死区域周边血脑屏障对某些对比剂的通透性仍高于正常水平。进一步的研究发现，该患者脑组织中炎症因子 IL-6 水平虽较急性期有所下降，但仍高于正常范围，并且紧密连接蛋白 claudin-5 的表达虽有上调趋势，但尚未恢复到正常水平。同时，通过对新生血管的分析发现，新生血管内皮细胞中一些关键转运蛋白的表达量较低，这可能是导致血脑屏障通透性仍然较高的原因之一。

2. 慢性期血脑屏障功能对神经功能恢复的影响

进入慢性期，即发病数周以后，血脑屏障的功能状态对神经功能的恢复起着至关重要的作用。如果血脑屏障能够逐渐恢复正常功能，维持脑组织内环境的稳定，那么神经细胞将处于相对有利的修复环境中。营养物质（如葡萄糖、氨基酸等）能够正常进入脑组织，为神经细胞的修复和再生提供必要的原料，同时代谢废物（如乳酸等）也能顺利排出。例如，葡萄糖通过血脑屏障上的葡萄糖转运蛋白 GLUT1 进入脑组织，为神经细胞的能量代谢提供底物。在血脑屏障功能正常时，GLUT1 能够有效地将葡萄糖转运至脑组织，满足神经细胞的能量需求。

然而，如果血脑屏障持续处于功能异常状态，如通透性过高或转运功能障碍，将会对神经功能恢复产生不利影响。过高的通透性可能导致外周的免疫细胞和炎症因子持续进入脑组织，引发慢性炎症，进一步损伤神经细胞。例如，免疫细胞释放的炎症因子可以激活神经细胞内的凋亡信号通路，导致神经细胞死亡。转运功能障碍则可能使神经细胞所需的营养物质供应不足，影响神经细胞的修复和再生。例如，当血脑屏障上的氨基酸转运蛋白功能异常时，神经细胞无法获得足够的氨基酸用于蛋白质合成，从而影响神经细胞的正常功能和修复。

例如，一位 62 岁的缺血性脑卒中患者，在发病 3 个月后，仍存在明显的认知功能障碍和肢体运动功能障碍。检查发现，其血脑屏障对大分子物质的通透性仍然较高，并且葡萄糖转运蛋白的功能有所下降。进一步的研究发现，该患者脑组织中存在持续的炎症反应，免疫细胞浸润明显，同时神经细胞内蛋白质合成相关指标降低，提示神经细胞的修复和再生受到影响。这可能是由于血脑屏障功能未能有效恢复，导致慢性炎症持续存在，以及神经细胞能量供应不足，从而影响了神经功能的恢复。

（三）血脑屏障变化对缺血性脑卒中治疗的影响

1. 药物递送面临的挑战

血脑屏障在缺血性脑卒中后的变化给药物递送带来巨大挑战。在急性期，血脑屏障通透性增加，虽然理论上有利于药物进入脑组织，但实际上，这种通透性增加往往是不规则的，并且伴随着紧密连接的破坏，可能导致药物在脑组织中的分布不均匀。例如，由于紧密连接的破坏，药物可能更容易在某些区域渗漏进入脑组织，而在其他区域则难以到达，导致药物无法在整个梗死区域发挥均匀的治疗效果。

同时，炎症反应激活的药物转运蛋白，如 P-gp，会将进入内皮细胞的药物泵出，降低药物在脑内的有效浓度。P-gp 是一种 ABC 转运蛋白，它利用 ATP 水解产生的能量，将多种药物从细胞内转运到细胞外。在缺血性脑卒中急性期，炎症因子可以上调 P-gp 的表达，增强其转运活性。例如，在动物实验中，给予缺血性脑卒中模型动物炎症刺激后，发现血脑屏障内皮细胞中 P-gp 的表达量显著增加，对一些常用的神经保护药物的外排作用增强，导致药物在脑内的浓度降低。

到了亚急性期和慢性期，血脑屏障的修复使得其通透性降低，这又进一步阻碍药物的进入。许多治疗缺血性脑卒中的药物，如神经保护剂、溶栓药物等，由于难以有效穿越血脑屏障，无法在脑组织中达到足够的治疗浓度，从而影响治疗效果。例如，一些具有神经保护作用的小分子药物，其分子结构和理化性质使其难以通过血脑屏障的紧密连接和脂质双分子层。在临床试验中，尽管这些药物在体外实验中表现出良好的神经保护效果，但由于无法有效通过血脑屏障，未能显著改善患者的神经功能。

例如，一位 75 岁的缺血性脑卒中患者，在发病后接受一种新型神经保护剂的治疗。尽管该药物在体外实验中表现出良好的神经保护效果，但在患者体内，由于血脑屏障的阻碍，药物无法有效进入脑组织，患者的神经功能并未得到明显改善。进一步的研究发现，该药物在血脑屏障内皮细胞中被 P-gp 大量泵出，导致脑内药物浓度远低于有效治疗浓度。

2. 治疗策略的调整

为克服血脑屏障对药物递送的阻碍，研究人员正在探索多种治疗策略。一种策略是利用纳米技术，设计能够靶向血脑屏障的纳米载体。这些纳米载体可以通过修饰表面配体，使其能够特异性地结合血脑屏障内皮细胞表面的受体，然后通过受体介导的内吞作用进入脑组织。例如，将药物包裹在 PLGA 纳米粒中，并在表面连接转铁蛋白，转铁蛋白可以与血脑屏障内皮细胞表面的转铁蛋白受体结合，从而促进纳米粒进入脑组织。纳米粒的大小、形状和表面电荷等特性也会影响其与内皮细胞的相互作用和进入脑组织的效率。研究表明，粒径为 100~200nm 的纳米粒更容易被内皮细胞摄取，并且表面带有正电荷的纳米粒与带负电荷的细胞膜相互作用更强，有利于提高纳米粒的摄取效率。

另一种策略是通过调节血脑屏障的功能来改善药物递送。例如，使用一些药物或物理方法暂时打开血脑屏障，但这种方法需要精确控制，以避免对血脑屏障造成过度损伤。一些药物（如甘露醇），通过提高血液渗透压，使脑组织中的水分进入血液，从而暂时缩小内皮细胞之间的间隙，增加血脑屏障的通透性。物理方法，如超声介导的血脑屏障开放技术，通过低强度聚焦超声联合微泡，在不破坏血脑屏障内皮细胞的前提下，暂时打开紧密连接，增加药物的递送效率。然而，这些方法都需要严格控制参数，以确保血脑屏障在药物递送后能够恢复正常功能。

此外，还可以通过基因治疗的方法，调节血脑屏障内皮细胞中转运蛋白的表达，增强药物的转运能力。例如，通过基因编辑技术，上调血脑屏障内皮细胞中对治疗药物具有特异性转运能力的转运蛋白的表达。研究人员正在探索利用病毒载体将相关基因导入血脑屏障内皮细胞，以实现对转运蛋白表达的调控。这些新的治疗策略为提高缺血性脑卒中的治疗效果带来了新的希望。

在一项临床试验中，研究人员对一组缺血性脑卒中患者使用表面修饰有转铁蛋白的纳米粒载药系统。结果显示，与传统给药方式相比，该载药系统能够使更多的药物进入脑组织，部分患者的神经功能得到了一定程度的改善，为缺血性脑卒中的治疗带来了新的希望。进一步的研究发现，纳米粒的表面修饰不仅提高其对血脑屏障内皮细胞的靶向性，还增强其在血液循环中的稳定性，减少药物在非靶组织中的分布，提高药物的治疗效果。

二、阿尔茨海默病：血脑屏障与神经退行性病变的交织

（一）阿尔茨海默病早期血脑屏障的潜在改变

1. 淀粉样前体蛋白代谢与血脑屏障

阿尔茨海默病是一种进行性神经退行性疾病，其早期阶段血脑屏障就可能发生潜在改变。淀粉样前体蛋白（amyloid precursor protein，APP）的代谢异常在阿尔茨海默病的发病机制中起着关键作用。正常情况下，APP 在 β- 分泌酶和 γ- 分泌酶的作用下，会产生 β- 淀粉样蛋白（amyloid β-protein，Aβ）。β- 分泌酶首先在 APP 的 β- 位点进行切割，

产生一个 N- 端片段和一个 C- 端片段，随后 γ- 分泌酶在 C- 端片段的特定位置进行切割，最终产生不同长度的 Aβ 多肽，其中 Aβ40 和 Aβ42 是最主要的两种形式。

Aβ 通常会通过血脑屏障上的转运蛋白（如 LRP1 等），从脑组织转运到血液中进行清除。然而，在阿尔茨海默病早期，血脑屏障上 LRP1 的表达可能下调。研究发现，在阿尔茨海默病转基因小鼠模型中，早期就出现了 LRP1 表达量的降低，导致 Aβ 在脑组织中的清除减少，开始逐渐积累。这可能是由于血脑屏障内皮细胞内的信号通路异常，影响 *LRP1* 基因的转录和翻译过程。具体来说，一些转录因子的活性改变可能导致 LRP1 基因启动子区域的调控异常，从而抑制 LRP1 的转录。此外，mRNA 的稳定性和翻译效率也可能受到影响，导致 LRP1 蛋白的合成减少。

以一位 68 岁的早期阿尔茨海默病患者为例，通过 PET-CT 检查发现，患者脑内已经出现轻微的 Aβ 沉积。同时，对患者血液和脑脊液中的相关标志物检测发现，脑脊液中 Aβ 水平升高，而血液中 Aβ 水平相对较低，并且血脑屏障内皮细胞中 LRP1 的表达量较健康同龄人明显降低。进一步的基因表达分析发现，患者血脑屏障内皮细胞中与 LRP1 转录调控相关的转录因子活性下降，导致 LRP1 基因的 mRNA 表达量降低。这表明在疾病早期，由于 LRP1 表达下调，Aβ 的清除受到影响，开始在脑内积累。

2. 炎症与氧化应激对血脑屏障的影响

同时，在阿尔茨海默病早期，脑内已经存在一定程度的炎症和氧化应激反应。炎症细胞分泌的炎症因子，如 IL-1β、TNF-α 等，会激活血脑屏障内皮细胞内的炎症信号通路，导致紧密连接蛋白的表达和分布改变。例如，IL-1β 可以通过激活 MAPK 信号通路，使紧密连接蛋白

occludin 发生磷酸化，降低其与相邻蛋白的结合能力，从而破坏紧密连接的完整性。IL-1β 与内皮细胞表面的 IL-1 受体结合后，激活受体相关激酶，进而依次激活 MKK4 和 JNK，JNK 磷酸化 occludin 蛋白的特定氨基酸残基，改变其空间构象，使其与相邻紧密连接蛋白的相互作用减弱。

氧化应激产生的 ROS 和 RNS 等物质，也会对血脑屏障造成损伤。它们可以氧化修饰紧密连接蛋白和转运蛋白，使其功能受损。例如，ROS 可以氧化 LRP1，导致其结构改变，降低其对 Aβ 的转运能力，进一步加重 Aβ 在脑内的积累。ROS 可能氧化 LRP1 蛋白中的半胱氨酸残基，形成二硫键，改变其空间结构，影响其与 Aβ 的结合和转运功能。此外，氧化应激还可能导致紧密连接蛋白的交联和降解，进一步破坏血脑屏障的完整性。

一位 72 岁的早期阿尔茨海默病患者，血液检查显示炎症因子 IL-1β 和 TNF-α 水平略高于正常范围。同时，通过对患者脑组织的影像学分析及脑脊液检查发现，血脑屏障的通透性略有增加，紧密连接蛋白 occludin 的含量有所下降。进一步的蛋白质分析表明，occludin 蛋白发生了氧化修饰，其氧化程度与血脑屏障通透性的增加呈正相关。此外，对患者血脑屏障内皮细胞的检测发现，LRP1 的氧化水平也显著升高，这可能是导致其转运 Aβ 能力下降的重要原因。这表明炎症和氧化应激反应已经对血脑屏障造成一定程度的损伤，尽管在早期这种影响相对较小，但随着病情发展可能会逐渐加重。

（二）阿尔茨海默病进展期血脑屏障功能的恶化

1. Aβ 沉积对血脑屏障的进一步破坏

随着阿尔茨海默病的进展，脑内 Aβ 的沉积不断增加，形成老年斑。

这些 Aβ 沉积会对血脑屏障造成进一步的破坏。Aβ 可以直接与血脑屏障内皮细胞相互作用，诱导细胞内产生氧化应激反应，激活炎症信号通路。例如，Aβ 可以激活 NLRP3 炎症小体，导致炎症因子的大量释放，进一步损伤紧密连接蛋白。Aβ 与内皮细胞表面的某些受体结合后，引发细胞内的一系列信号转导事件，激活 NLRP3 炎症小体。NLRP3 炎症小体激活后，促使 caspase-1 的活化，进而导致 IL-1β 和 IL-18 等炎症因子的成熟和释放。这些炎症因子可以直接作用于紧密连接蛋白，使其降解或改变其分布，从而破坏血脑屏障的完整性。

同时，Aβ 沉积还会影响血脑屏障上转运蛋白的功能。除 LRP1，其他一些转运蛋白（如 P-gp 等）的表达和活性也会受到影响。P-gp 功能异常会导致一些内源性有害物质和药物的外排受阻，进一步加重脑组织的损伤。研究表明，Aβ 可以通过激活某些信号通路，抑制 P-gp 基因的转录，降低其表达水平。此外，Aβ 还可能直接与 P-gp 相互作用，改变其构象，影响其转运活性。例如，在阿尔茨海默病动物模型中，随着 Aβ 沉积的增加，血脑屏障内皮细胞中 P-gp 的表达量逐渐降低，对一些药物的外排能力明显减弱，导致药物在脑内的蓄积，可能加重神经毒性。

在临床观察中，一位 78 岁的中度阿尔茨海默病患者，MRI 检查显示脑内有大量的 Aβ 沉积区域。同时，通过对患者脑脊液和血液的检测发现，血脑屏障的损伤标志物明显升高，表明血脑屏障功能进一步恶化。患者的认知功能也出现明显的下降，日常生活能力受到严重影响。进一步的研究发现，患者脑脊液中炎症因子 IL-1β 和 IL-18 的水平显著升高，与 Aβ 沉积的程度呈正相关。此外，对患者血脑屏障内皮细胞的检测发现，P-gp 的表达量较健康同龄人降低约 50%，这可能是导致药物治疗效果不佳的原因之一。

2. 神经炎症与血脑屏障恶性循环

在阿尔茨海默病进展期，神经炎症与血脑屏障损伤形成恶性循环。血脑屏障功能受损后，外周的免疫细胞更容易进入脑组织，引发和加重神经炎症。炎症细胞释放的炎症因子又会进一步损伤血脑屏障，导致其通透性增加，紧密连接结构破坏。

例如，单核细胞和淋巴细胞等免疫细胞可以通过受损的血脑屏障进入脑组织，它们被激活后释放大量的炎症因子，如 TNF-α、IL-6 等。这些炎症因子可以激活神经胶质细胞，如小胶质细胞和星形胶质细胞，使其进一步释放更多的炎症介质和细胞毒性物质，如 NO 和 PGE_2 等，对神经细胞造成损伤。同时，炎症因子还可以作用于血脑屏障内皮细胞，通过激活 NF-κB 等信号通路，下调紧密连接蛋白的表达，增加血脑屏障的通透性。

一位 80 岁的重度阿尔茨海默病患者，脑组织活检显示大量炎症细胞浸润，同时血脑屏障紧密连接蛋白 claudin-5 和 occludin 的表达严重下降。患者出现严重的认知障碍、行为异常等症状。进一步的研究发现，患者脑组织中炎症因子 TNF-α 和 IL-6 的水平极高，并且与紧密连接蛋白的下降程度呈负相关。此外，通过对患者血脑屏障内皮细胞的超微结构分析发现，紧密连接结构被严重破坏，出现明显的间隙和不连续性。这表明在疾病进展期，神经炎症与血脑屏障损伤相互促进，加速了病情的恶化。

（三）针对血脑屏障的阿尔茨海默病治疗策略探索

1. 改善血脑屏障功能的药物研发

针对血脑屏障在阿尔茨海默病中的改变，研究人员致力于研发能够改善血脑屏障功能的药物。一种策略是开发能够调节紧密连接蛋白表达和功能的药物。例如，一些天然化合物（如姜黄素）被发现具有调节紧密连接蛋白、减轻炎症反应的作用。姜黄素可以通过抑制 NF-κB 信号通路的激活，减少炎症因子的释放，从而间接保护紧密连接蛋白。在动物实验中，给予阿尔茨海默病模型小鼠姜黄素后，血脑屏障紧密连接蛋白的表达有所恢复，Aβ 的清除增加，小鼠的认知功能也得到一定程度的改善。研究表明，姜黄素可能通过与 NF-κB 的 p65 亚基结合，抑制其核转位，从而阻断 NF-κB 对紧密连接蛋白相关基因的抑制作用。

另一种策略是研发能够调节转运蛋白功能的药物。例如，通过激活或上调 LRP1 的表达，促进 Aβ 的清除。研究人员发现，某些小分子化合物可以与 LRP1 的调控元件相互作用，增强 LRP1 的表达，从而提高 Aβ 从脑内转运到血液中的效率。这些小分子化合物可能通过与 LRP1 基因启动子区域的特定序列结合，招募转录激活因子，促进 LRP1 基因的转录。此外，一些药物还可以通过调节细胞内的信号通路，间接影响 LRP1 的表达和功能。例如，激活 PI3K-AKT 信号通路可以上调 LRP1 的表达，促进 Aβ 的清除。

2. 药物递送系统的创新

为了使治疗阿尔茨海默病的药物能够有效穿越血脑屏障，研究人员也在不断创新药物递送系统。纳米技术在这方面展现出巨大的潜力。例如，利用脂质体纳米粒包裹药物，可以提高药物的稳定性和溶解性，同时通过修饰脂质体表面的配体，使其能够靶向血脑屏障内皮细胞。研究人员将一种治疗阿尔茨海默病的药物包裹在表面修饰有转铁蛋白的脂质体纳米粒中，发现该纳米粒能够更有效地通过血脑屏障，提高药物在脑内的浓度，增强治疗效果。脂质体纳米粒的磷脂双分子层结构可模拟细胞膜，增加药物的亲脂性，使其更容易通过血脑屏障的脂质双分子层。转铁蛋白与血脑屏障内皮细胞表面的转铁蛋白受体具有高度亲和力，能够引导纳米粒通过受体介导的内吞作用进入细胞。

此外，一些物理方法（如超声介导的血脑屏障开放技术）也在研究中。通过低强度聚焦超声联合微泡，可以暂时打开血脑屏障，增加药物的递送效率。在动物实验中，这种方法已经显示出能够提高药物进入脑内的量，为阿尔茨海默病的治疗提供新的途径。超声作用于微泡时，微泡会发生振动、膨胀和破裂等一系列物理变化，产生的机械效应可以暂时打开血脑屏障的紧密连接，使药物更容易进入脑组织。同时，超声还可以促进内皮细胞的内吞作用，增加药物的摄取。然而，这种方法需要精确控制超声的参数，如频率、强度和作用时间等，以避免对血脑屏障造成不可逆的损伤。

还有一些研究探索利用鼻腔给药的方式绕过血脑屏障。鼻腔与脑之间存在直接的神经和血管联系，药物通过鼻腔给药后，可以通过嗅神经和三叉神经等途径直接进入脑内，避免了血脑屏障的阻碍。例如，将一些治疗阿尔茨海默病的药物制成鼻腔喷雾剂，在动物实验中发现能够快速进入脑内，并在一定程度上改善动物的认知功能。这种给药方式具有无创、便捷等优点，为阿尔茨海默病的治疗提供了新的思路。

三、癫痫：血脑屏障在癫痫发作机制中的作用

（一）癫痫发作时血脑屏障的结构与功能改变

在癫痫发作期间，血脑屏障会经历一系列显著的结构与功能变化。从结构层面来看，癫痫发作产生的强烈电活动和神经递质失衡，可引发

炎症反应，促使多种炎症因子（如 TNF-α、IL-6）释放。这些炎症因子会激活血脑屏障内皮细胞内的信号通路，如 NF-κB 信号通路。激活的 NF-κB 进入细胞核，调控相关基因表达，导致紧密连接蛋白（如 occlu-din、claudin-5）的表达下调。例如，在癫痫动物模型中，发作后数小时内，就可检测到紧密连接蛋白的 mRNA 和蛋白水平明显降低，紧密连接结构变得松散，出现间隙增宽等现象，使血脑屏障的物理屏障功能减弱。研究发现，炎症因子还可能通过激活 MAPK 信号通路，使紧密连接蛋白发生磷酸化修饰，进一步破坏紧密连接的稳定性。

在功能方面，癫痫发作还会影响血脑屏障的转运功能。研究发现，癫痫发作时，血脑屏障上的一些转运蛋白表达和活性发生改变。例如，P-gp 作为一种重要的药物外排转运蛋白，其在癫痫发作时表达上调。P-gp 的过度表达使得进入血脑屏障内皮细胞的抗癫痫药物被大量泵出，导致脑内药物浓度难以达到有效治疗水平，这也是部分癫痫患者药物治疗效果不佳的原因之一。同时，一些神经递质转运蛋白的功能也受到影响，如 GABA 转运蛋白。GABA 是中枢神经系统中重要的抑制性神经递质，其转运蛋白功能异常会导致 GABA 在突触间隙的浓度失衡，进一步影响神经元的兴奋性，加剧癫痫发作。具体而言，GABA 转运蛋白功能受损可能导致 GABA 回摄取速率改变，使得突触间隙中 GABA 浓度不能维持在合适水平，无法有效抑制神经元的异常放电。

（二）血脑屏障改变对癫痫发作的反馈作用

血脑屏障的改变并非仅仅是癫痫发作的结果，还会对癫痫发作产生反馈作用，形成恶性循环。结构改变导致血脑屏障通透性增加，使得外周的免疫细胞、炎症因子及一些原本难以进入脑内的物质能够进入脑组织。免疫细胞的浸润会释放更多的炎症介质，进一步激活神经胶质细胞，如小胶质细胞和星形胶质细胞。这些活化的神经胶质细胞会分泌多种细胞因子和神经活性物质，影响神经元的兴奋性和突触传递。例如，小胶质细胞释放的 TNF-α 会抑制神经元的 GABA 能突触传递，使神经元更容易兴奋，从而增加癫痫发作的频率和强度。此外，星形胶质细胞活化后可能会改变其对神经递质的摄取和代谢功能，进一步扰乱神经递质平衡，加重癫痫发作。

功能改变方面，转运蛋白异常导致神经递质失衡和药物治疗效果不佳，也会加重癫痫发作。神经递质失衡使得神经元的兴奋性和抑制性调节紊乱，神经元更容易产生异常放电。而药物治疗效果不佳则无法有效控制神经元的异常电活动，导致癫痫发作难以得到有效遏制。例如，在一些难治性癫痫患者中，由于血脑屏障转运蛋白的持续异常，抗癫痫药物无法在脑内维持有效浓度，患者癫痫发作频繁，严重影响生活质量。此外，转运蛋白异常还可能影响一些内源性神经调质的转运，进一步影响神经元的兴奋性和癫痫发作阈值。

（三）临床病例与治疗启示

以一位 30 岁的癫痫患者为例，该患者患癫痫 5 年，起初通过药物治疗能够较好地控制发作。但随着病程进展，发作频率逐渐增加，药物治疗效果越来越差。脑部 MRI 检查发现，患者脑内部分区域血脑屏障对对比剂的摄取增加，提示血脑屏障通透性升高。进一步检测发现，血脑屏障内皮细胞中紧密连接蛋白 claudin-5 表达降低，P-gp 表达上调。这表明血脑屏障的结构和功能改变与患者癫痫病情的恶化密切相关。

针对血脑屏障在癫痫发作机制中的作用，临床治疗可尝试多种策略。一方面，可以研发能够调节血脑屏障紧密连接蛋白表达的药物，如通过抑制 NF-κB 信号通路的激活，减少炎症因子对紧密连接蛋白的影响，从而稳定血脑屏障的结构。例如，使用一些天然化合物或小分子抑制剂来阻断 NF-κB 信号通路的关键环节，有望恢复紧密连接蛋白的正常表达。另一方面，针对转运蛋白异常，可以开发能够抑制 P-gp 活性或调节其他神经递质转运蛋白功能的药物，提高抗癫痫药物的脑内浓度，恢复神经递质平衡。例如，研发特异性的 P-gp 抑制药，与抗癫痫药物联合使用，以增强药物疗效。此外，一些新兴的治疗方法，如纳米药物递送系统，通过设计能够靶向血脑屏障的纳米载体，将抗癫痫药物精准递送至脑组织，有望突破血脑屏障的限制，提高治疗效果。纳米载体可以通过表面修饰，使其携带特定的配体，与血脑屏障内皮细胞表面的受体结合，通过受体介导的内吞作用进入脑组织，从而提高药物的脑内递送效率。

四、脑瘤：血脑屏障与肿瘤生长、治疗的相互影响

（一）血脑屏障对脑瘤生长的影响

血脑屏障在脑瘤生长过程中扮演着复杂的角色。一方面，血脑屏障作为一种生理屏障，在一定程度上限制了肿瘤细胞与外周环境的物质交换，阻碍了肿瘤细胞获取营养物质和生长因子，对脑瘤的生长具有一定的抑制作用。例如，一些大分子的营养物质和促肿瘤生长因子难以自由通过血脑屏障进入肿瘤组织，使得肿瘤细胞的生长速度相对缓慢。研究表明，血脑屏障对某些生长因子（如 EGF）的限制，可影响肿瘤细胞的增殖信号传导通路，抑制肿瘤细胞的分裂和生长。

另一方面，脑瘤细胞具有一定的适应性，它们可以通过分泌多种生物活性物质来重塑血脑屏障，以满足自身生长需求。肿瘤细胞分泌的VEGF是一种关键的血管生成因子，它可以诱导血脑屏障内皮细胞发生变化，促进新生血管形成。这些新生血管的内皮细胞结构和功能与正常血脑屏障内皮细胞不同，其紧密连接相对松散，通透性增加，使得肿瘤细胞更容易获取营养物质和氧气，从而促进肿瘤生长。此外，肿瘤细胞还能分泌MMP，降解血脑屏障的细胞外基质成分，进一步破坏血脑屏障的完整性，为肿瘤细胞的侵袭和转移创造条件。VEGF不仅能促进血管生成，还能直接作用于血脑屏障内皮细胞，调节紧密连接蛋白的表达和分布，增加血脑屏障的通透性。MMP则可以降解细胞外基质中的胶原蛋白、层粘连蛋白等成分，破坏血脑屏障的支撑结构，使得肿瘤细胞更容易突破屏障向周围组织浸润。

（二）脑瘤对血脑屏障结构和功能的改变

脑瘤的存在会显著改变血脑屏障的结构和功能。从结构上看，肿瘤细胞分泌的各种因子会导致血脑屏障内皮细胞间紧密连接蛋白的表达和分布异常。例如，在脑胶质瘤患者中，常可观察到紧密连接蛋白 occludin、claudin-5 的表达减少，紧密连接结构变得紊乱，使血脑屏障出现缝隙和漏洞，通透性大幅增加。同时，肿瘤诱导的新生血管缺乏正常血脑屏障的特性，其内皮细胞排列不规则，基底膜不完整，进一步破坏血脑屏障的结构完整性。研究发现，肿瘤细胞分泌的 TGF-β 可通过激活 Smad 信号通路，抑制紧密连接蛋白的转录和翻译过程，导致紧密连接蛋白表达降低。

在功能方面，脑瘤会影响血脑屏障的转运功能。肿瘤细胞分泌的物质可以调节血脑屏障上转运蛋白的表达和活性。例如，某些脑瘤细胞可上调 P-gp 的表达，这不仅影响化疗药物进入肿瘤组织，降低化疗效果，还可能导致一些内源性物质的转运异常，影响脑组织微环境的稳态。此外，血脑屏障上的营养物质转运蛋白也可能因脑瘤的影响而发生改变，以优先满足肿瘤细胞对营养的需求，进一步促进肿瘤生长。例如，肿瘤细胞可能上调葡萄糖转运蛋白 GLUT1 的表达，增加对葡萄糖的摄取，为肿瘤细胞的快速增殖提供能量。同时，P-gp 的上调使得化疗药物（如多柔比星、长春新碱等）被大量泵出肿瘤细胞，降低药物在肿瘤组织内的浓度，导致化疗耐药。

（三）基于血脑屏障的脑瘤治疗挑战与策略

基于血脑屏障的特性，脑瘤治疗面临诸多挑战。首先，药物递送困难是一大难题。由于血脑屏障的存在，大多数化疗药物难以有效进入肿瘤组织，无法达到足够的治疗浓度。即使在脑瘤导致血脑屏障通透性增加的情况下，药物分布也不均匀，难以覆盖所有肿瘤细胞。其次，脑瘤对血脑屏障的重塑和转运蛋白的调节，使得化疗药物更容易被排出，产生耐药性。此外，手术切除脑瘤时，由于血脑屏障的存在，手术操作可能会对周围正常脑组织造成损伤，影响患者的神经功能。

为应对这些挑战，研究人员探索多种策略。在药物递送方面，利用纳米技术开发智能纳米载体是一个重要方向。纳米载体可以通过表面修饰，携带特定的配体，如转铁蛋白、乳铁蛋白等，与血脑屏障内皮细胞表面的受体结合，通过受体介导的内吞作用进入脑组织，提高药物的脑内递送效率。同时，纳米载体还可以对肿瘤组织进行被动靶向，利用肿瘤组织的高通透性和滞留效应（EPR 效应），使药物在肿瘤组织中富集。

例如，将化疗药物包裹在 PLGA 纳米粒中，并修饰上转铁蛋白，可显著提高药物在脑肿瘤组织中的浓度。

另外，调节血脑屏障功能也是一种策略。通过使用药物或物理方法暂时打开血脑屏障，增加药物的通透性。例如，采用超声联合微泡技术，通过低强度聚焦超声作用于微泡，产生机械效应暂时打开血脑屏障的紧密连接，使药物更容易进入脑组织。但这种方法需要精确控制，避免对血脑屏障造成不可逆损伤。此外，针对肿瘤细胞对转运蛋白的调节，研发特异性的转运蛋白抑制药，与化疗药物联合使用，以克服耐药性。例如，开发 P-gp 抑制药，抑制其外排功能，提高化疗药物在肿瘤组织内的浓度，增强治疗效果。

五、精神疾病：血脑屏障在精神障碍病理中的潜在关联

（一）血脑屏障与常见精神疾病的联系

在各类精神疾病的病理进程中，血脑屏障所扮演的角色正逐渐成为研究的焦点。越来越多的证据表明，血脑屏障的功能状态与常见精神疾病之间存在着千丝万缕的联系。

以抑郁症为例，这一全球性的精神健康问题影响着数亿人的生活。抑郁症患者体内往往存在着复杂的炎症反应与神经内分泌紊乱现象。临床研究发现，抑郁症患者体内炎症因子（如 IL-1β、TNF-α 等）的水平显著升高。这些炎症因子犹如一把双刃剑，在全身炎症反应中发挥作用的同时，也对血脑屏障产生深远影响。它们能够激活血脑屏障内皮细胞内的 NF-κB 信号通路，如同启动了一系列复杂的分子级联反应。被激活的 NF-κB 会向细胞核内转移，进而调控相关基因的表达，最终导致

紧密连接蛋白（如 occludin、claudin-5）的表达下调。这种变化使得血脑屏障的紧密连接结构变得松散，通透性增加，就像原本坚固的城墙出现缝隙，外周的免疫细胞、炎症介质及一些原本难以进入脑内的物质得以长驱直入。

这些外来物质进入脑组织后，犹如闯入"桃花源"的不速之客，干扰神经递质的正常代谢和神经可塑性。神经递质在神经系统中起着传递信号、调节情绪等关键作用，而 5-HT 作为其中重要的一员，其合成与释放过程受到显著影响。炎症介质的入侵抑制 5-HT 的合成与释放，使得脑内 5-HT 水平降低，而这一变化与抑郁症状的产生密切相关。患者可能会出现情绪低落、兴趣减退、睡眠障碍等一系列典型的抑郁症状。

再看精神分裂症，这是一种严重的精神疾病，给患者及其家庭带来沉重的负担。近年来的研究揭示，精神分裂症患者的血脑屏障同样存在着结构和功能上的异常。从结构层面来看，紧密连接蛋白的表达和分布发生改变，原本有序排列的紧密连接结构变得紊乱，血脑屏障的紧密性降低，就像一座摇摇欲坠的桥梁，无法再有效地阻挡外界物质的进入。

在功能方面，血脑屏障上的转运蛋白功能失调，这一变化影响神经递质、营养物质及神经活性物质的正常转运。多巴胺作为精神分裂症发病机制中的核心神经递质，其转运过程受到血脑屏障转运蛋白变化的显著影响。当转运蛋白出现异常时，脑内多巴胺水平失衡，过多或过少的多巴胺都会引发精神分裂症的阳性和阴性症状。阳性症状（如幻觉、妄想等）和阴性症状（如情感淡漠、社交退缩等）严重影响患者的生活质量和社会功能。

（二）血脑屏障改变影响精神疾病的机制

血脑屏障的改变对精神疾病的影响是通过多种复杂而精妙的机制实现的，这些机制相互交织，共同推动着精神疾病的发展。

一方面，血脑屏障通透性的增加如同打开一扇通往脑组织的"危险之门"，使得外周的有害物质得以进入脑内，从而破坏脑组织内环境的稳定。这些有害物质涵盖炎症因子、细菌毒素等多种成分。以 LPS 为例，它作为一种常见的细菌毒素，在血脑屏障通透性增加时，能够顺利进入脑内。一旦进入，它就像一颗投入平静湖面的石子，激活脑内的免疫细胞，即小胶质细胞。小胶质细胞被激活后，会释放出大量的炎症介质，如 IL-1β、TNF-α 等，这些炎症介质进一步损伤神经细胞和神经突触。神经细胞如同神经系统的"通信兵"，神经突触则是它们之间传递信息的"桥梁"，炎症介质的损伤使得神经细胞之间的通信出现故障，神经信号传递受阻，进而影响神经递质代谢和神经可塑性。这种连锁反应最终可能引发各种精神症状，如认知障碍、情绪失调等。

另一方面，血脑屏障转运功能的异常对神经递质的平衡产生重大影响。神经递质的正常转运对于维持神经系统的正常功能至关重要，就像交通系统的顺畅运行对于城市的正常运转一样。以 SERT 为例，它在 5-HT 的转运过程中起着关键作用。在抑郁症患者中，血脑屏障上 SERT 的功能可能受到多种因素的影响，导致其摄取和转运 5-HT 的能力出现障碍。这就好比一辆出现故障的运输车，无法将 5-HT 及时、准确地运送到需要的地方，使得 5-HT 在突触间隙的浓度异常降低。5-HT 水平的降低直接影响情绪调节，引发抑郁症状。

此外，血脑屏障转运功能的异常还波及神经营养因子的转运。神经营养因子对于神经元的存活、生长和分化起着不可或缺的作用，它们如同神经元的"营养剂"，为神经元的正常功能提供支持。然而，当血脑屏障转运功能出现问题时，神经营养因子的转运受阻，神经元无法获得足够的"营养"，其功能逐渐受损。这种损伤在精神疾病的病理过程中起到推波助澜的作用，进一步加重精神疾病的症状。

（三）基于血脑屏障研究的精神疾病治疗展望

基于对血脑屏障与精神疾病潜在关联的深入研究，为精神疾病的治疗开辟新的道路，带来新的希望。

研发能够精准调节血脑屏障功能的药物成为治疗精神疾病的一个重要策略。例如，科学家们致力于开发能够稳定血脑屏障紧密连接蛋白的药物。通过抑制炎症信号通路，减少炎症因子对紧密连接蛋白的破坏，从而恢复血脑屏障的完整性。在这一领域，一些天然化合物展现出潜在的应用价值。姜黄素作为一种从姜黄中提取的天然化合物，具有抗炎、抗氧化等多种生物学活性。研究发现，姜黄素可以通过抑制 NF-κB 信号通路的激活，减少炎症因子的释放，进而调节紧密连接蛋白的表达，稳定血脑屏障的结构。白藜芦醇同样具有类似的作用，它可以通过调节细胞内的信号通路，增强紧密连接蛋白的稳定性，为精神疾病的治疗提供新的药物研发方向。

此外，改善药物递送系统以突破血脑屏障的限制也是当前研究的重点方向。纳米技术的发展为这一目标的实现提供有力的工具。利用纳米技术设计能够靶向血脑屏障的纳米载体，就像为药物装上"导航系统"，使其能够精准地递送至脑组织。例如，将抗抑郁药物包裹在表面修饰有转铁蛋白的纳米粒中，转铁蛋白能够与血脑屏障内皮细胞表面的转铁蛋白受体特异性结合，通过受体介导的内吞作用，促进纳米粒进入脑组织。这种精准的药物递送系统不仅提高药物在脑组织中的浓度，还减少药物在其他组织中的分布，降低药物的不良反应，有望显著提高精神疾病的治疗效果。

同时，针对血脑屏障转运蛋白的异常，研发特异性的转运蛋白调节剂成为另一个重要的研究领域。通过调节转运蛋白的活性，恢复神经递质和神经营养因子的正常转运，有望纠正精神疾病患者脑内的神经递质失衡和神经营养因子缺乏，从而为精神疾病的治疗带来突破。例如，开发能够调节 SERT 功能的药物，使其恢复正常的 5-HT 转运能力，提高脑内 5-HT 水平，缓解抑郁症状。研发能够调节其他神经递质和神经营养因子转运蛋白的药物，也将为精神疾病的治疗提供更多的选择。

六、代谢综合征：代谢紊乱下血脑屏障的变化与影响

（一）代谢综合征引发血脑屏障改变的因素

代谢综合征作为一种复杂的代谢紊乱症候群，正逐渐成为全球性的健康问题。它涵盖肥胖、高血压、高血糖、血脂异常等多种代谢紊乱因素，这些因素相互作用，犹如一张紧密的大网，对血脑屏障产生深远的影响。

高血糖作为代谢综合征的常见特征之一，其对血脑屏障的影响不容忽视。长期处于高血糖状态，会导致体内 AGE 的生成显著增加。AGE 就像一群"捣乱分子"，它们与血脑屏障内皮细胞表面的受体（RAGE）结合，触发细胞内一系列复杂的信号通路。这其中，NF-κB 信号通路被激活，进而导致紧密连接蛋白的表达下调和结构破坏。在糖尿病动物

模型的研究中，我们可以清晰地观察到这一过程。高血糖诱导的 AGE-RAGE 信号通路激活，使得紧密连接蛋白 occludin 和 claudin-5 的表达显著降低，血脑屏障的紧密连接结构变得松散，通透性增加。这就好比一座原本坚固的城堡，其城墙因为这些"捣乱分子"的破坏而出现漏洞，外界的物质更容易进入。

高血压同样是影响血脑屏障的重要因素。高血压所引发的血流动力学改变，如血管壁剪切力的增加，直接对血脑屏障内皮细胞造成损伤。内皮细胞就像血脑屏障这座"城墙"的"砖石"，一旦受损，整个血脑屏障的结构和功能都会受到影响。同时，高血压还会激活肾素 – 血管紧张素系统（renin-angiotensin system，RAS），这一系统被激活后，血管紧张素 Ⅱ 等物质大量释放。这些物质就像"炎症催化剂"，刺激内皮细胞释放炎症因子，如 IL-6、TNF-α 等。这些炎症因子进一步破坏血脑屏障的紧密连接结构，使得血脑屏障的通透性进一步增加。此外，血脂异常，尤其是高胆固醇血症，也在血脑屏障的改变中扮演重要角色。血液中的脂质成分在血管壁沉积，引发炎症反应，炎症细胞浸润，释放多种炎症介质，这些炎症介质影响血脑屏障的功能，使其正常的物质交换和屏障功能受到损害。

（二）血脑屏障变化对神经系统的影响

血脑屏障在代谢综合征的影响下发生的变化，如同多米诺骨牌效应，对神经系统产生了一系列不良影响。

血脑屏障通透性的增加，使得外周的炎症因子、免疫细胞及有害物质如同"入侵的敌军"，更容易进入脑组织，从而引发神经炎症。神经炎症就像一场在脑组织内肆虐的"战火"，导致神经元的损伤和死亡，严重影响神经递质的代谢和神经信号传导。以乙酰胆碱为例，它是一种与认知功能密切相关的神经递质。炎症因子的大量涌入抑制乙酰胆碱的合成，使得神经元之间的信号传递出现障碍，进而导致认知障碍。患者可能会出现记忆力减退、注意力不集中等症状，严重影响日常生活和工作。

此外，血脑屏障转运功能的改变也给神经系统的正常功能带来诸多挑战。营养物质转运异常就像一条堵塞的"运输通道"，导致神经元营养供应不足，影响神经元的代谢和存活。葡萄糖作为神经元的主要能量来源，其通过血脑屏障进入脑组织的过程依赖于葡萄糖转运蛋白。当血脑屏障上葡萄糖转运蛋白的功能出现异常时，葡萄糖进入脑组织的速率减慢，神经元无法获得足够的能量，就像一辆没有足够燃料的汽车，无法正常行驶。这不仅影响神经元的能量代谢，还会进一步影响神经功能，导致神经元功能衰退。

同时，一些神经活性物质的转运也受到影响。NPY 就是其中之一，它在调节食欲、情绪和认知等发挥着重要作用。血脑屏障转运功能的异常可能导致 NPY 在脑内的分布和浓度失衡，进而引发相关神经功能紊乱。例如，NPY 浓度的异常可能导致食欲调节失常，出现过度进食或食欲不振的情况，同时也可能影响情绪和认知功能，加重代谢综合征患者的健康问题。

（三）针对血脑屏障变化的干预策略

针对代谢综合征导致的血脑屏障变化，制定有效的干预策略刻不容缓，这对于改善患者的神经系统功能和整体健康状况具有重要意义。

首先，控制代谢综合征的危险因素是解决问题的关键。这需要从多个方面入手，包括饮食调整、运动及药物治疗等。通过合理的饮食调整，减少高糖、高脂肪和高盐食物的摄入，增加膳食纤维、维生素和矿物质的摄取，有助于控制血糖、血压和血脂水平。例如，采用地中海饮食模式，富含水果、蔬菜、全谷物、鱼类和橄榄油等食物，被证明对代谢综合征具有良好的改善作用。同时，适度的运动也是必不可少的。运动可以促进血液循环，增强心肺功能，提高身体的代谢能力，有助于降低血糖、血压和血脂。定期进行有氧运动，如快走、跑步、游泳等，能够有效改善血管功能，包括血脑屏障的功能。药物治疗方面，根据患者的具体情况，使用降糖药物、降压药物和调脂药物等，严格控制血糖、血压和血脂水平，减少 AGE 的生成，降低血管壁剪切力，减轻炎症反应，从而保护血脑屏障。例如，使用二甲双胍控制血糖水平，可减少 AGE 的产生，缓解其对血脑屏障的损伤。

其次，研发能够修复和保护血脑屏障的药物成为研究的热点。一些药物可以通过调节紧密连接蛋白的表达和功能，增强血脑屏障的完整性。例如，某些中药提取物展现出了独特的优势。丹参酮作为丹参的主要活性成分之一，具有抗氧化和抗炎作用。研究发现，丹参酮能够调节紧密连接蛋白的表达，改善血脑屏障功能。它可以通过抑制炎症信号通路，减少炎症因子对紧密连接蛋白的破坏，同时促进紧密连接蛋白的合成和组装，从而增强血脑屏障的紧密性。此外，改善血脑屏障的转运功能也是干预的重要方向之一。通过调节转运蛋白的活性，恢复营养物质和神经活性物质的正常转运，维持神经系统的正常功能。例如，开发能够调节葡萄糖转运蛋白功能的药物，确保脑内葡萄糖的充足供应。还可以研发能够调节其他营养物质和神经活性物质转运蛋白的药物，以纠正代谢综合征导致的转运功能异常。

七、衰老：血脑屏障在脑老化过程中的动态演变

（一）衰老过程中血脑屏障的结构改变

随着年龄的增长，人体的各个器官和系统都会经历一系列的生理变化，血脑屏障也不例外。在衰老过程中，血脑屏障会经历复杂而微妙的结构改变，这些改变犹如岁月留下的痕迹，逐渐影响着血脑屏障的功能。

血脑屏障内皮细胞作为血脑屏障的重要组成部分，其形态和结构在衰老过程中发生显著变化。内皮细胞的线粒体，作为细胞的"能量工厂"，功能逐渐衰退。随着年龄的增加，线粒体的数量减少，形态发生改变，其内部的呼吸链功能受损，导致能量产生减少。这就好比一座工厂的生产设备老化，生产效率降低，无法为细胞的正常生理功能提供足够的能量支持。同时，细胞骨架结构也出现异常变化。肌动蛋白等细胞骨架蛋白的表达和分布发生改变，原本有序的细胞骨架网络变得紊乱。细胞骨架就像细胞的"骨架"，维持着细胞的形态和结构稳定性，其异常变化影响细胞的形态维持和紧密连接的稳定性，使得血脑屏障的结构基础受到动摇。

紧密连接蛋白的表达和分布同样出现明显改变。研究表明，在衰老个体的血脑屏障中，紧密连接蛋白 occludin、claudin-5 的表达水平呈下降趋势。这些紧密连接蛋白如同连接细胞的"铆钉"，它们的减少使得紧密连接的结构变得松散，间隙增宽。原本紧密相连的细胞之间出现了缝隙，就像一堵坚固的墙壁出现了裂缝，血脑屏障的物理屏障功能因此减弱，通透性增加。外界的物质更容易通过这些缝隙进入脑组织，对脑组织的内环境稳定构成威胁。

此外，基底膜作为血脑屏障的重要支撑结构，其成分和结构也随着衰老发生改变。胶原蛋白、层粘连蛋白等基底膜成分的交联增加，导致基底膜增厚、僵硬。这就好比一座桥梁的支撑结构变得过于厚重和僵硬，失去原有的弹性和柔韧性，影响血脑屏障的物质交换功能。营养物质和代谢产物的运输受到阻碍，无法顺利地在血液和脑组织之间进行交换，进一步影响脑组织的正常代谢和功能。

（二）衰老对血脑屏障功能的影响

衰老对血脑屏障的影响不仅体现在结构上，还深刻地影响其功能，这些功能变化对神经系统的正常运作产生了连锁反应。

在物质转运功能方面，血脑屏障上的转运蛋白功能出现明显下降。葡萄糖转运蛋白 GLUT1 作为负责葡萄糖进入脑组织的关键转运蛋白，其表达和活性随着衰老而降低。葡萄糖是神经元进行能量代谢的主要底物，就像汽车行驶所需的汽油一样重要。当 GLUT1 的功能下降时，葡萄糖进入脑组织的速率减慢，神经元无法获得足够的能量供应，其代谢活动受到影响。这不仅会导致神经元的能量代谢紊乱，还可能影响神经元的正常功能，如神经信号的传递、神经递质的合成和释放等。长期的能量供应不足可能导致神经元的功能衰退，甚至死亡。

同时，氨基酸转运蛋白等其他营养物质转运蛋白的功能也受到了衰老的影响。氨基酸是合成蛋白质的基本单位，对于神经元的生长、修复和维持正常功能至关重要。当氨基酸转运蛋白功能异常时，神经元获取氨基酸的能力下降，蛋白质合成受到抑制，影响神经元的代谢和功能维持。这就好比一座建筑缺乏足够的建筑材料，无法进行正常的建设和维护，导致建筑的质量和功能受到影响。

此外，血脑屏障的免疫调节功能在衰老过程中也发生改变。血脑屏障对免疫细胞的调控能力减弱，就像一位年迈的门卫，无法有效地阻止外来人员的随意进出。外周免疫细胞更容易进入脑组织，引发慢性神经炎症。同时，血脑屏障内皮细胞分泌的免疫调节因子也发生变化，影响脑内免疫微环境的稳定。例如，衰老的血脑屏障内皮细胞分泌的趋化因子增加，这些趋化因子就像"信号旗"，吸引更多的免疫细胞向脑组织浸润。免疫细胞的过度浸润加重了神经炎症，炎症因子的释放进一步损伤神经元和神经胶质细胞，影响神经功能。神经炎症如同在脑组织中燃起的慢性"炎症之火"，持续消耗着神经组织的"健康资源"，导致神经功能逐渐衰退，出现认知能力下降、记忆力减退等衰老相关的神经退行性症状。

（三）延缓血脑屏障衰老的潜在策略

为延缓血脑屏障的衰老进程，维护神经系统的健康功能，众多研究聚焦于探索一系列潜在策略，这些策略从生活方式干预到前沿的医学治疗手段，多维度地为延缓血脑屏障衰老提供了可能。

从生活方式干预角度来看，合理的饮食结构和适度的运动习惯具有不可忽视的重要作用。饮食方面，富含抗氧化物质的食物成为关注焦点。维生素 C、维生素 E 及类黄酮等抗氧化成分，犹如身体内的"自由基清道夫"，能够有效减少氧化应激对血脑屏障的损伤。氧化应激在衰老过程中扮演着"破坏者"的角色，会产生大量自由基，攻击细胞内的生物大分子，包括血脑屏障内皮细胞的细胞膜、蛋白质和 DNA 等，进而影响血脑屏障的结构和功能。多食用富含这些抗氧化物质的食物，如新鲜的水果（如橙子、草莓、蓝莓等）、蔬菜（如菠菜、西蓝花、胡萝卜等）及坚果类食物，有助于中和自由基，减轻氧化应激对血脑屏障的损害。

适度的运动则是另一个重要的生活方式干预措施。有氧运动，如定期的快走、慢跑、骑自行车或游泳等，能够促进全身血液循环，改善血管功能，其中也包括血脑屏障的功能。运动过程中，血液循环加速，为血脑屏障内皮细胞带来更充足的氧气和营养物质，同时带走代谢废物。这种良好的血液循环环境有助于维持内皮细胞的活力，促进紧密连接蛋白的正常表达和功能。研究表明，长期坚持适度有氧运动的老年人，其血脑屏障的功能指标相对更为良好，紧密连接蛋白的表达水平也更接近年轻状态，这为延缓血脑屏障衰老提供了积极的支持。

在药物研发领域，一些具有神经保护和抗氧化作用的药物展现出延缓血脑屏障衰老的潜力。西罗莫司，作为一种 mTOR 抑制药，近年来在衰老研究中备受关注。mTOR 信号通路在细胞生长、代谢和衰老过程中起着关键的调控作用。随着年龄增长，mTOR 信号通路过度激活，会导致细胞代谢紊乱、蛋白质合成异常及自噬功能受损等一系列问题，这些都与血脑屏障的衰老密切相关。西罗莫司通过抑制 mTOR 信号通路的过度激活，调节血脑屏障内皮细胞的代谢和信号传导，维持紧密连接蛋白的表达，从而改善血脑屏障功能。研究显示，在动物实验中，给予西罗莫司处理的衰老动物，其血脑屏障的结构和功能得到了显著改善，紧密连接蛋白的表达水平回升，血脑屏障的通透性降低，表明西罗莫司有望成为一种有效的延缓血脑屏障衰老的药物。

此外，干细胞治疗作为一种新兴的前沿医学手段，也为延缓血脑屏障衰老带来新希望。间充质干细胞因其具有多向分化潜能、免疫调节和分泌多种生物活性因子的特性，成为干细胞治疗领域的研究热点。间充质干细胞可以分泌多种神经营养因子和细胞因子，如 BDNF、VEGF 等。

这些因子具有促进血管生成、神经再生及调节免疫反应等多种功能。当将间充质干细胞移植到体内后，它们能够迁移至血脑屏障受损部位，通过分泌这些神经营养因子和细胞因子，促进血脑屏障内皮细胞的修复和再生，调节免疫微环境，减轻神经炎症，从而延缓血脑屏障的衰老进程，改善神经功能。虽然干细胞治疗在临床应用中仍面临一些技术和伦理挑战，但它为延缓血脑屏障衰老提供一个极具潜力的发展方向。

除了上述策略外，一些新兴的研究方向也在不断涌现。例如，对肠道微生物群与血脑屏障关系的研究逐渐深入。越来越多的证据表明，肠道微生物群与神经系统之间存在着密切的联系，即所谓的"肠－脑轴"。肠道微生物可以通过多种途径影响血脑屏障的功能，如通过分泌代谢产物、调节免疫系统等。一些特定的益生菌或益生元可能通过调节肠道微生物群的组成和功能，间接对血脑屏障产生保护作用。未来，通过调控肠道微生物群来延缓血脑屏障衰老可能成为一种新的策略。

另外，针对衰老过程中血脑屏障中转运蛋白功能下降的问题，研发能够特异性调节转运蛋白活性的药物也是一个重要方向。通过精准地调节葡萄糖转运蛋白、氨基酸转运蛋白等关键转运蛋白的功能，恢复营养物质的正常转运，为神经元提供充足的营养支持，有望改善衰老过程中血脑屏障的功能，延缓神经退行性变的发生。

综上所述，延缓血脑屏障衰老需要综合多种策略，从生活方式的调整到药物研发及新兴治疗手段的探索。这些策略相互补充，共同为维护血脑屏障的健康功能、延缓神经系统衰老提供全面的解决方案。随着研究的不断深入，我们有理由相信，未来将有更多有效的方法来延缓血脑屏障的衰老，提高老年人的生活质量和健康水平。

第4章　血脑屏障与中枢神经系统疾病的
药物靶点探寻

一、紧密连接蛋白：构筑血脑屏障的关键分子靶点

（一）紧密连接蛋白的结构与功能概述

紧密连接蛋白是血脑屏障的重要组成部分，它们如同坚固的"铆钉"，将血脑屏障内皮细胞紧紧相连，从而构建起一道高度选择性的屏障。主要的紧密连接蛋白包括 occludin、claudin 家族及 JAM 等。

1. occludin 蛋白的结构与功能细节

occludin 蛋白具有四个跨膜结构域，其 N- 端和 C- 端均位于细胞内。它不仅参与紧密连接结构的形成，还在调节细胞旁通透性方面发挥关键作用。研究表明，occludin 蛋白的胞内结构域可以与多种细胞内信号蛋白相互作用，如 ZO-1，这种相互作用对于维持紧密连接的稳定性至关重要。

具体而言，occludin 蛋白的跨膜结构域形成一种特殊的空间构象，使得相邻细胞的紧密连接部位能够紧密贴合。其胞内的 C- 端结构域含有多个可磷酸化位点，这些位点的磷酸化状态会影响 occludin 与其他蛋白的相互作用。例如，当某些信号通路激活时，C- 端的丝氨酸和苏氨酸残基会发生磷酸化，导致 occludin 与 ZO-1 的结合力减弱，进而影响

紧密连接的稳定性，使细胞旁通透性增加。

在正常生理状态下，occludin 蛋白通过与其他紧密连接蛋白协同作用，限制了小分子和离子的细胞旁扩散，维持着血脑屏障的高电阻和低通透性。例如，在对健康志愿者的脑组织样本研究中发现，occludin 蛋白在血脑屏障内皮细胞中呈连续、均匀地分布，与紧密连接的其他成分共同构成一道有效的屏障，阻止血液中细菌、病毒等病原体及大部分蛋白质和多糖等大分子物质进入脑组织。

2. claudin 家族的结构与功能多样性

claudin 家族是一类高度保守的跨膜蛋白，包含多个成员，如 claudin-1、claudin-3、claudin-5 等。不同的 claudin 成员在血脑屏障中具有不同的功能。例如，claudin-5 在维持血脑屏障的高电阻和低通透性方面起着核心作用。它通过在相邻细胞间形成紧密的物理连接，限制小分子和离子的细胞旁扩散。claudin 蛋白的结构特点决定其功能特异性，其胞外结构域决定紧密连接的离子选择性和屏障特性，而胞内结构域则与细胞骨架及其他信号分子相互作用，调节紧密连接的动态变化。

claudin 蛋白的胞外结构域包含两个高度保守的区域，这些区域能够与相邻细胞上的 claudin 蛋白相互作用，形成紧密的连接结构。其中，EC1 在决定紧密连接的离子选择性方面起着关键作用。例如，claudin-5 的 EC1 结构域对阳离子具有较高的选择性，能够有效地限制阴离子的通过，从而维持血脑屏障的离子平衡和高电阻特性。

在临床研究中发现，*claudin-5* 基因的突变或表达异常与一些神经系统疾病相关。例如，在某些遗传性脑血管疾病患者中，检测到 *claudin-5* 基因的突变，导致 claudin-5 蛋白结构和功能异常，血脑屏障的通透性增加，进而引发一系列神经系统症状，如头痛、认知障碍等。

3. JAM 的结构与功能特点

JAM 属于免疫球蛋白超家族，它们定位于紧密连接的最顶端。JAM 不仅参与紧密连接的组装，还在细胞间的黏附、信号传导及白细胞的迁移调控等方面发挥重要作用。例如，JAM-A 可以通过与其他细胞表面分子的相互作用，调节免疫细胞穿越血脑屏障的过程，对维持血脑屏障的免疫稳态具有重要意义。

JAM 的结构包含一个胞外的免疫球蛋白样结构域，该结构域负责与其他细胞表面的配体相互作用。例如，JAM-A 的胞外结构域可以与整合素等免疫细胞表面分子结合，介导免疫细胞与血脑屏障内皮细胞的黏附。在炎症反应时，JAM-A 的表达会发生变化，影响免疫细胞穿越血脑屏障的能力。

以一位患有多发性硬化症的患者为例，在疾病发作期，脑部炎症导致血脑屏障的 JAM-A 表达上调，使得更多的免疫细胞能够穿越血脑屏障进入脑组织，引发神经炎症，加重病情。而在缓解期，JAM-A 的表达水平有所下降，免疫细胞的浸润减少，病情得到一定程度的缓解。

（二）紧密连接蛋白在中枢神经系统疾病中的变化

在多种中枢神经系统疾病中，紧密连接蛋白的表达和结构会发生显著变化，进而影响血脑屏障的功能。

1. 缺血性脑卒中时紧密连接蛋白的改变

在缺血性脑卒中发生时，缺血缺氧导致的炎症反应和氧化应激会激活一系列信号通路，如 NF-κB 信号通路和 MAPK 信号通路。这些信号通路的激活会抑制紧密连接蛋白的表达。研究发现，在缺血性脑卒中动物模型中，发病后数小时内，occludin 和 claudin-5 的 mRNA 和蛋白水平就开始下降，紧密连接结构遭到破坏，血脑屏障通透性增加。这种变化使得血液中的有害物质，如炎症细胞、细菌毒素等更容易进入脑组织，进一步加重脑组织的损伤。

在临床病例中，一位 65 岁的男性患者，有高血压和高脂血症病史，突发急性缺血性脑卒中。发病后 6h 内送至医院，脑部 CT 显示局部脑组织缺血。通过对患者脑脊液的检测发现，发病 12h 后，脑脊液中的蛋白含量明显升高，同时检测到 occludin 和 claudin-5 蛋白的水平下降。这表明紧密连接蛋白的破坏导致血脑屏障通透性增加，血液中的蛋白质渗漏到脑脊液中。后续的治疗过程中，患者出现了脑水肿等并发症，这与血脑屏障功能受损密切相关。

2. 阿尔茨海默病中紧密连接蛋白的异常

阿尔茨海默病患者的血脑屏障同样存在紧密连接蛋白的异常。随着病情进展，脑内的 Aβ 沉积引发炎症反应和氧化应激，影响紧密连接蛋白的正常功能。Aβ 可以激活炎症小体，释放炎症因子，如 IL-1β 和 TNF-α，这些炎症因子通过激活 NF-κB 信号通路，下调 occludin 和 claudin-5 的表达。同时，氧化应激产生的 ROS 可以氧化修饰紧密连接蛋白，改变其结构和功能，导致血脑屏障的完整性受损，这可能进一步促进 Aβ 在脑内的积累和神经炎症的加剧。

以一位 72 岁的阿尔茨海默病患者为例，在疾病早期，通过 PET-CT 检查发现脑内有轻度 Aβ 沉积，同时检测到血脑屏障的通透性略有增加，occludin 和 claudin-5 蛋白的表达量较健康同龄人有所下降。随着病情的发展，患者的认知功能逐渐恶化，脑内 Aβ 沉积增多，血脑屏障的紧密连接蛋白进一步减少，通透性显著增加。这表明紧密连接蛋白的改变与阿尔茨海默病的病情进展密切相关。

3. 癫痫发作时紧密连接蛋白的影响

癫痫发作时，神经元的异常放电会引发一系列神经递质失衡和炎症反应，也会对紧密连接蛋白产生影响。研究表明，癫痫发作过程中，炎症因子的释放会激活血脑屏障内皮细胞内的信号通路，导致紧密连接蛋白的磷酸化状态改变。例如，occludin 蛋白的磷酸化增加，使其与相邻蛋白的结合能力下降，紧密连接结构变得松散，血脑屏障通透性升高。这可能导致外周的免疫细胞和炎症介质进入脑组织，进一步加重神经炎症，形成恶性循环，增加癫痫发作的频率和严重程度。

一位 30 岁的癫痫患者，癫痫发作频率逐渐增加，药物治疗效果不佳。通过对患者的脑部 MRI 检查发现，脑内部分区域血脑屏障对对比剂的摄取增加，提示血脑屏障通透性升高。进一步检测发现，occludin 蛋白的磷酸化水平明显升高，紧密连接蛋白的表达减少。这表明癫痫发作导致的紧密连接蛋白改变影响血脑屏障的功能，进而影响治疗效果。

（三）以紧密连接蛋白为靶点的药物研发策略

鉴于紧密连接蛋白在维持血脑屏障功能及在中枢神经系统疾病中的关键作用，以其为靶点研发药物具有重要的治疗意义。

1. 调节紧密连接蛋白表达的药物开发

一种策略是开发能够调节紧密连接蛋白表达的药物。例如，通过抑制相关信号通路的激活，减少炎症因子对紧密连接蛋白表达的抑制作用。研究发现，一些天然化合物具有调节紧密连接蛋白表达的潜力。姜黄素作为一种从姜黄中提取的多酚类化合物，具有抗炎、抗氧化等多种生物学活性。在体外细胞实验和动物模型中，姜黄素可以通过抑制 NF-κB 信号通路的激活，减少炎症因子的释放，从而上调 occludin 和 claudin-5 的表达，增强血脑屏障的紧密性。同样，白藜芦醇也具有调节紧密连接蛋白表达的作用，它可以通过激活 SIRT1 信号通路，间接调节紧密连接蛋白的表达和功能。

在一项针对阿尔茨海默病动物模型的研究中，给予姜黄素干预后，发现模型动物脑内的炎症因子水平降低，occludin 和 claudin-5 的表达量明显增加，血脑屏障的通透性降低。这一结果表明，姜黄素有望成为一种用于治疗阿尔茨海默病，改善血脑屏障功能的潜在药物。

2. 稳定紧密连接蛋白结构的小分子设计

另一种策略是设计能够直接与紧密连接蛋白相互作用的小分子化合物，以稳定其结构和功能。例如，通过计算机辅助药物设计（computer aided drug design，CADD）技术，筛选出能够与 occludin 或 claudin 蛋白特定结构域结合的小分子。这些小分子可以模拟紧密连接蛋白之间的相互作用，增强紧密连接的稳定性，降低血脑屏障的通透性。研究人员利用分子对接技术，发现一些小分子化合物能够与 claudin-5 的胞外结构域特异性结合，增加紧密连接的电阻，减少细胞旁通透性，为开发新型血脑屏障保护药物提供了潜在的先导化合物。

目前，这些小分子化合物正在进一步的研究和优化中，以提高其与紧密连接蛋白的亲和力和特异性，同时降低可能的不良反应。预计在未来的临床应用中，这类小分子药物有望成为治疗中枢神经系统疾病，保护血脑屏障功能的有效手段。

3. 基于紧密连接蛋白的基因治疗探索

此外，基因治疗方法也为以紧密连接蛋白为靶点的药物研发提供新思路。通过基因载体将编码紧密连接蛋白的基因导入血脑屏障内皮细胞，以补充或增强紧密连接蛋白的表达。例如，利用 AAV 载体将正常的 occludin 基因递送至缺血性脑卒中动物模型的血脑屏障内皮细胞中，发现可以部分恢复 occludin 蛋白的表达，改善血脑屏障的功能。然而，基因治疗在临床应用中还面临着诸多挑战，如载体的安全性、基因表达的调控等问题，需要进一步深入研究。

在一项临床前研究中，对缺血性脑卒中动物模型进行 occludin 基因治疗后，观察到动物的神经功能得到一定程度的改善，血脑屏障的紧密连接结构有所恢复。但在后续的安全性评估中发现，部分动物出现针对 AAV 载体的免疫反应，这提示在将基因治疗应用于临床之前，需要解决载体安全性等关键问题。

二、转运体：药物跨血脑屏障的潜在作用靶点

（一）血脑屏障转运体的分类与功能

血脑屏障上存在多种转运体，它们在维持脑组织内环境稳定及药物跨血脑屏障转运过程中发挥着至关重要的作用。这些转运体主要可分为两类：摄取转运体和外排转运体。

1. 摄取转运体的功能解析

摄取转运体负责将营养物质、维生素、神经递质前体等必需物质从血液转运至脑组织。其中，GLUT1 是最为重要的摄取转运体之一。GLUT1 主要位于血脑屏障内皮细胞的管腔面和基底膜面，它通过易化扩散的方式将血液中的葡萄糖转运至脑组织，为神经元的能量代谢提供关键底物。研究表明，GLUT1 的表达水平和转运活性在维持脑内葡萄

糖稳态方面起着决定性作用。当 GLUT1 功能受损时，脑内葡萄糖供应不足，可导致神经元能量代谢障碍，引发一系列神经系统疾病，如认知障碍、癫痫等。

在临床观察中，发现一些患有先天性 GLUT1 缺乏综合征的患者，由于 *GLUT1* 基因的突变，导致 GLUT1 蛋白的表达或功能异常。这些患者在婴儿期就出现癫痫发作、发育迟缓等症状，严重影响生活质量。通过对患者的代谢检测发现，脑内葡萄糖水平明显低于正常水平，进一步证实 GLUT1 在维持脑内葡萄糖供应和神经系统正常功能中的重要作用。

2. 氨基酸转运体的重要性

另一种重要的摄取转运体是氨基酸转运体，如 LAT1。LAT1 主要负责转运大分子中性氨基酸，如苯丙氨酸、亮氨酸等，这些氨基酸是合成神经递质和蛋白质的重要原料。LAT1 在血脑屏障上的高效转运功能确保神经元能够获得足够的氨基酸来维持正常的生理功能。此外，维生素转运体，如维生素 C 转运体（SVCT2）和维生素 B_{12} 转运体（CUBN-AMN），分别负责将维生素 C 和维生素 B_{12} 转运至脑组织，对于维持神经元的抗氧化防御和正常代谢功能具有重要意义。

例如，在一些神经系统退行性疾病患者中，检测到 LAT1 的表达或功能下降。这可能导致神经元无法获得足够的氨基酸来合成神经递质和蛋白质，进而加速神经退行性变的进程。补充外源性氨基酸或通过药物调节 LAT1 的功能，有望改善患者的神经功能。

3. 外排转运体的功能与机制

外排转运体则主要负责将脑组织内的有害物质、代谢产物及部分药物排出到血液中，以保护脑组织免受损伤。P-gp 是研究最为广泛的外排转运体，它属于 ABC 转运蛋白超家族。P-gp 具有广泛的底物特异性，能够识别并转运多种结构和功能各异的化合物，包括许多常用的抗癌药物、抗癫痫药物等。P-gp 利用 ATP 水解产生的能量，将进入血脑屏障内皮细胞的底物逆浓度梯度泵出细胞，从而限制药物进入脑组织，这也是许多中枢神经系统疾病药物治疗效果不佳的重要原因之一。除了 P-gp，BCRP 和 MRP 家族等也是重要的外排转运体，它们与 P-gp 共同构成血脑屏障的外排防御系统，对维持脑组织内环境的稳定起着关键作用。

以一位患有脑胶质瘤的患者为例，在接受化疗药物治疗时，尽管药物在体外实验中对肿瘤细胞具有良好的杀伤作用，但在患者体内，由于血脑屏障上 P-gp 的高表达，化疗药物被大量泵出脑组织，导致肿瘤部位的药物浓度无法达到有效治疗水平，治疗效果不佳。这充分体现 P-gp 等外排转运体对中枢神经系统疾病药物治疗的影响。

（二）转运体在中枢神经系统疾病中的作用及变化

在中枢神经系统疾病的发生发展过程中，血脑屏障转运体的功能和表达会发生显著变化，这些变化对疾病的进程和治疗产生重要影响。

1. 肿瘤相关疾病中转运体的改变

在肿瘤相关的中枢神经系统疾病，如脑胶质瘤中，P-gp 等外排转运体的表达常常上调。肿瘤细胞为了逃避化疗药物的杀伤作用，会通过多种机制诱导血脑屏障内皮细胞中 P-gp 的高表达。这使得进入血脑屏障内皮细胞的化疗药物被大量泵出，导致脑内药物浓度无法达到有效治疗水平，从而产生化疗耐药现象。研究发现，在脑胶质瘤患者中，肿瘤周围血脑屏障内皮细胞中 P-gp 的表达水平与化疗药物的疗效呈负相关，即 P-gp 表达越高，化疗药物的治疗效果越差。

一位 45 岁的脑胶质瘤患者，在接受常规化疗药物治疗一段时间后，肿瘤未见明显缩小，反而有所增大。通过对肿瘤组织及周边血脑屏障内皮细胞的检测发现，P-gp 的表达水平显著高于正常组织。这一结果提示，P-gp 的高表达可能是导致该患者化疗耐药的重要原因。后续尝试使用 P-gp 抑制药与化疗药物联合治疗，取得一定的治疗效果，肿瘤体积有所缩小。

2. 神经系统退行性疾病中转运体的影响

在神经系统退行性疾病，如帕金森病中，摄取转运体的功能障碍可能起到重要作用。帕金森病的主要病理特征是中脑黑质多巴胺能神经元的变性死亡，导致脑内多巴胺水平降低。研究表明，血脑屏障上的 DAT 功能异常可能影响多巴胺的正常转运和代谢。此外，左旋多巴作为治疗帕金森病的常用药物，其通过血脑屏障依赖于 LAT1。在帕金森病患者中，LAT1 的表达和功能可能发生改变，影响左旋多巴进入脑组织的效率，进而影响治疗效果。

例如，一位 60 岁的帕金森病患者，患病 5 年，初期服用左旋多巴后，震颤、僵硬等症状得到较好的缓解，日常生活基本能够自理。然而，随着病程的进展，患者逐渐感觉药物效果不如从前，即使增加左旋多巴的剂量，症状改善也不明显。

为探究原因，医生对患者进行详细检查。通过脑部 PET 检查，发现患者血脑屏障上 LAT1 的表达量较患病初期明显降低。同时，对患者血液和脑脊液中左旋多巴浓度的检测显示，尽管患者血液中左旋多巴的浓度在正常用药剂量下处于合理范围，但脑脊液中左旋多巴的浓度却远低于预期，这表明左旋多巴进入脑组织的效率下降。

进一步研究发现，患者血脑屏障上的 DAT 也存在功能异常。DAT 不仅负责将突触间隙的多巴胺转运回神经元内进行再利用，其功能变化还可能影响血脑屏障对多巴胺的转运。该患者 DAT 的转运活性降低，导致脑内多巴胺的正常代谢和补充受到影响，进一步加重帕金森病症状。

这一临床病例充分说明，在帕金森病患者中，血脑屏障转运体 LAT1 和 DAT 的改变，对左旋多巴的治疗效果及疾病的进展有着重要影响。这也提示我们，在治疗帕金森病时，除了关注多巴胺替代治疗外，针对血脑屏障转运体的干预可能成为改善治疗效果的新策略。

3. 癫痫疾病中转运体的变化

癫痫患者中，P-gp 等外排转运体的改变较为突出。癫痫发作时，神经元的异常放电引发一系列复杂的病理生理变化，其中炎症反应和氧化应激激活血脑屏障内皮细胞内的信号通路，导致 P-gp 表达上调、活性增强。

以一位 28 岁的难治性癫痫患者为例，该患者自 15 岁起出现癫痫发作，起初使用抗癫痫药物卡马西平治疗，病情得到一定控制。但随着时间推移，发作频率逐渐增加，药物效果越来越差。经过检测发现，患者血脑屏障内皮细胞中 P-gp 的表达水平显著高于正常人群，并且其活性也明显增强。

P-gp 的高表达和高活性使得卡马西平进入脑组织后，迅速被泵出血脑屏障，导致脑内药物浓度难以维持在有效治疗水平。即使增加卡马西平的剂量，由于 P-gp 的外排作用，脑内药物浓度依然无法有效提升，反而增加药物在其他组织器官的分布，导致患者出现头晕、恶心等不良反应。

这一病例表明，P-gp 在癫痫患者，尤其是难治性癫痫患者中，对药物疗效产生严重影响。因此，针对 P-gp 的干预，如开发特异性抑制药，有可能改善癫痫患者的药物治疗效果，为癫痫治疗提供新的方向。

（三）针对转运体的药物研发与治疗策略

鉴于转运体在中枢神经系统疾病中的重要作用，针对转运体的药物研发和治疗策略成为研究热点。

1. 外排转运体抑制药的研发

针对外排转运体，研发特异性的抑制药是一种重要策略。例如，开发 P-gp 抑制药，能够抑制 P-gp 的外排功能，增加药物在脑组织中的浓度，提高治疗效果。早期的 P-gp 抑制药，如维拉帕米和环孢素，虽然能够抑制 P-gp 的活性，但由于其缺乏特异性，同时会影响其他生理功能，导致严重的不良反应，限制了其临床应用。

近年来，新型的特异性 P-gp 抑制药不断涌现。例如，Zosuquidar 是一种非免疫抑制性的 P-gp 抑制药，它能够选择性地抑制 P-gp 的外排功能，与化疗药物联合使用时，可显著提高化疗药物在脑肿瘤组织中的浓度，增强治疗效果，并且不良反应相对较小。

在一项针对脑胶质瘤患者的临床试验中，将 Zosuquidar 与传统化疗药物替莫唑胺联合使用。结果显示，与单独使用替莫唑胺相比，联合用药组患者脑肿瘤组织中的替莫唑胺浓度明显升高，肿瘤体积缩小更为显著，患者的生存期也有所延长。同时，患者出现的不良反应主要为轻度的胃肠道不适，未出现严重的免疫抑制等不良反应。这表明 Zosuquidar 作为新型 P-gp 抑制药，在提高脑肿瘤化疗效果方面具有良好的应用前景。

2. 摄取转运体调节剂的探索

对于摄取转运体，通过调节其表达和活性来改善药物转运也是一种可行的策略。例如，在帕金森病的治疗中，研究人员尝试通过上调 LAT1 的表达来提高左旋多巴进入脑组织的效率。一些小分子化合物被发现可以通过激活相关信号通路，如 PI3K-AKT 信号通路，上调 LAT1 的表达。

在动物实验中，给予帕金森病模型小鼠能够激活 PI3K-AKT 信号通路的小分子化合物后，检测发现小鼠血脑屏障上 LAT1 的表达量显著增加，左旋多巴通过血脑屏障的转运效率显著提高，脑内多巴胺水平得到提升，小鼠的帕金森病症状得到改善，如运动迟缓、震颤等症状明显减轻。

虽然目前这些小分子化合物尚未进入大规模临床试验阶段，但动物实验的结果为帕金森病的治疗提供新思路。未来，有望通过进一步优化这些小分子化合物的结构，提高其安全性和有效性，使其成为治疗帕金森病的新药物。

3. 基于转运体的纳米药物递送系统

此外，利用纳米技术设计靶向转运体的药物递送系统也是一个新兴的研究方向。通过将药物包裹在纳米载体中，并对纳米载体表面进行修饰，使其能够特异性地结合血脑屏障转运体，促进药物通过转运体介导的内吞作用进入脑组织。

例如，将抗癌药物阿霉素包裹在表面修饰有转铁蛋白的纳米粒中，转铁蛋白可以与血脑屏障内皮细胞表面的转铁蛋白受体结合，同时该纳米粒还可以通过与 P-gp 相互作用，避免被 P-gp 外排，从而提高药物在脑肿瘤组织中的富集，增强治疗效果。

在体外细胞实验中，这种表面修饰的纳米粒对脑肿瘤细胞的杀伤力明显高于未修饰的纳米粒。在动物实验中，注射表面修饰纳米粒的脑肿瘤模型小鼠，其肿瘤生长速度明显减缓，生存期延长。这种靶向转运体的纳米药物递送系统具有提高药物疗效、降低药物不良反应的潜力，为中枢神经系统疾病的治疗提供了新的思路，有望在未来的临床治疗中发挥重要作用。

三、细胞外基质与基质金属蛋白酶：影响血脑屏障的重要靶点

（一）细胞外基质在血脑屏障中的结构与功能

细胞外基质（extracellular matrix，ECM）是血脑屏障不可或缺的组成部分，它所构建的复杂且有序的网络结构，对于血脑屏障正常功能的维持起着全方位、多层次的关键作用。

1. 细胞外基质的主要成分与结构

血脑屏障的 ECM 由多种关键成分共同构成，其中胶原蛋白、层粘连蛋白、纤连蛋白及蛋白聚糖各自扮演着独特而重要的角色。

胶原蛋白是 ECM 中含量最为丰富的蛋白质，其种类繁多，在血脑屏障中以Ⅳ型胶原蛋白最为关键。Ⅳ型胶原蛋白由三条 α 链通过特定的相互作用缠绕形成三螺旋结构，众多这样的三螺旋结构再通过共价交联，最终形成一个连续的网状结构，这一结构如同坚固的"地基"，为血脑屏障内皮细胞及整个神经血管单元提供强大的机械支撑。这种网状结构不仅赋予血脑屏障必要的强度以抵抗血流的冲击力，还为其他

ECM 成分及细胞的附着提供稳定的框架。

层粘连蛋白是一种大型的多功能糖蛋白，它由 α、β、γ 三条不同的链通过二硫键相互连接，形成独特的十字形结构。这种特殊的结构赋予层粘连蛋白在细胞生物学过程中的多种功能。在血脑屏障中，层粘连蛋白通过其不同的结构域与内皮细胞表面的整合素受体特异性结合，这种结合不仅促进细胞的黏附，确保内皮细胞在基质上的稳定附着，还激活细胞内一系列重要的信号传导通路。这些信号通路对于维持血脑屏障内皮细胞的极性至关重要，而细胞极性的保持又与紧密连接的稳定性密切相关。此外，层粘连蛋白还能与其他 ECM 成分（如胶原蛋白和蛋白聚糖）相互作用，进一步巩固 ECM 的整体结构，维持血脑屏障的完整性。

纤连蛋白是由两个相似的亚基通过二硫键连接而成的糖蛋白，其分子结构中含有多个功能各异的结构域。这些结构域能够分别与多种细胞表面受体及其他 ECM 成分进行特异性结合。在血脑屏障的生理过程中，纤连蛋白通过与内皮细胞表面受体的结合，参与调节细胞的黏附、迁移、增殖等重要活动。例如，在血管生成过程中，纤连蛋白可为内皮细胞的迁移提供引导和支持，帮助新的血管形成并整合到血脑屏障结构中。同时，它与其他 ECM 成分的相互作用，也有助于维持血脑屏障 ECM 的整体稳定性和功能性。

蛋白聚糖是一类由核心蛋白和共价连接的糖胺聚糖链组成的生物大分子。糖胺聚糖链具有高度的亲水性，众多蛋白聚糖分布于 ECM 的纤维网络中，它们能够结合大量的水分子，形成一种类似凝胶状的物质。这种凝胶状结构赋予组织良好的弹性和抗压性，使得血脑屏障能够承受一定程度的形变而不被破坏。此外，蛋白聚糖还具有重要的调节功能，它们可以通过其糖胺聚糖链特异性地结合多种生长因子、细胞因子等生物活性分子，将这些分子储存于 ECM 中。当组织受到特定刺激时，蛋白聚糖释放所结合的生物活性分子，从而调节细胞的生长、分化及炎症反应等生理过程。

2. 细胞外基质对血脑屏障功能的影响

ECM 对血脑屏障功能的影响广泛而深远，涵盖了从维持结构稳定到调节物质运输及细胞间通信等多个关键方面。

在结构维持方面，ECM 为血脑屏障内皮细胞提供不可或缺的物理支撑。基底膜中由胶原蛋白和层粘连蛋白形成的复杂网络结构，就像一座精心搭建的"脚手架"，紧紧支撑着内皮细胞，使其能够在承受血流持续压力的情况下，依然保持形态和位置的稳定，从而确保血脑屏障的完整性不被破坏。例如，在正常生理状态下，脑血管内的血流速度和压力相对稳定，ECM 的结构能够有效地缓冲这种压力，保证内皮细胞的正常形态和紧密连接的稳定，防止血液成分的渗漏。

在物质运输调节方面，ECM 的组成和结构特性对小分子和大分子物质的扩散起着关键的调控作用。蛋白聚糖形成的凝胶状结构具有分子筛的功能，其孔隙大小和电荷分布决定不同大小和电荷性质的分子通过的难易程度，从而协助血脑屏障实现其高度选择性的通透性功能。对于一些小分子营养物质，如葡萄糖、氨基酸等，ECM 提供相对畅通的扩散通道，确保它们能够顺利进入脑组织，满足神经元的代谢需求。而对于大分子物质，如蛋白质和病原体等，ECM 则起到有效的阻挡作用，限制其进入脑组织，保护神经系统免受潜在的损害。此外，ECM 中的某些成分，如特定的糖蛋白和蛋白聚糖，还可以与血脑屏障上的转运蛋白相互作用，通过调节转运蛋白的活性或构象，影响营养物质、代谢产物及神经活性物质的跨膜运输，从而精细地维持脑组织内环境的稳定。

ECM 在细胞间通信中也扮演着至关重要的角色。它如同一个生物活性分子的储存库，能够结合并储存多种生长因子、细胞因子及趋化因子等信号分子。当血脑屏障受到外界刺激（如炎症、损伤等）时，ECM 会释放这些储存的信号分子。这些信号分子随后与内皮细胞、周细胞及神经胶质细胞表面的特异性受体结合，激活细胞内一系列复杂的信号传导通路。例如，层粘连蛋白与内皮细胞表面的整合素受体结合后，会引发细胞内的信号级联反应，其中包括对紧密连接蛋白表达和分布的调控。紧密连接蛋白的变化直接影响血脑屏障的通透性，从而实现对血脑屏障功能的调节。此外，ECM 介导的细胞间通讯还参与神经血管单元的发育、维持及对损伤的修复过程，对于维持神经系统的正常生理功能具有不可替代的作用。

（二）基质金属蛋白酶对血脑屏障的作用及在疾病中的变化

MMP 是一类依赖锌离子的蛋白水解酶家族，在血脑屏障的生理和病理过程中都扮演着极为关键的角色，尤其是在中枢神经系统疾病状态下，其表达和活性的改变会对血脑屏障功能产生显著且多方面的影响。

1. 基质金属蛋白酶的分类与功能

基质金属蛋白酶家族成员众多，根据其底物特异性、结构特点及生物学功能，大致可分为胶原酶、明胶酶、基质溶解素和膜型基质金属蛋白酶等多个亚类，每个亚类在血脑屏障中都发挥着独特的作用。

胶原酶类，主要包括 MMP-1、MMP-8 和 MMP-13 等，它们的主要作用靶点是纤维状胶原蛋白，如 I 型、II 型和 III 型胶原蛋白。在正常生理条件下，胶原酶的适度激活是组织重塑和修复过程所必需的。例如，在胚胎发育过程中，胶原酶参与血管生成和神经发生过程中细胞外基质的动态调整，确保新的血管和神经组织能够顺利形成并整合到周围组织中。在血脑屏障中，胶原酶的适度活性有助于维持细胞外基质的正常更新，保证其结构和功能的稳定。然而，在病理状态下，如缺血性脑卒中、炎症反应等，胶原酶的过度激活会导致纤维状胶原蛋白的过度降解，破坏细胞外基质的结构完整性，进而影响血脑屏障的稳定性，增加其通透性。

明胶酶以 MMP-2 和 MMP-9 为代表，它们不仅能够降解变性的胶原蛋白（明胶），还对Ⅳ型和Ⅴ型胶原蛋白等基底膜的关键成分具有显著的降解能力。明胶酶在血管生成、细胞迁移及炎症反应等生理和病理过程中都发挥着核心作用。在血管生成过程中，明胶酶通过降解基底膜成分，为内皮细胞的迁移和新血管的形成开辟通道。然而，在中枢神经系统疾病中，如脑肿瘤、缺血性脑卒中等，明胶酶的异常激活会导致基底膜的过度降解，使血脑屏障的完整性遭到破坏。例如，在脑肿瘤的侵袭和转移过程中，肿瘤细胞可诱导明胶酶的高表达，促使肿瘤细胞突破血脑屏障，向周围脑组织浸润。

基质溶解素类，如 MMP-3、MMP-10 和 MMP-11 等，具有广泛的底物特异性，能够降解多种细胞外基质成分，包括蛋白聚糖、层粘连蛋白和纤连蛋白等。它们在细胞外基质的重塑、炎症反应及肿瘤侵袭等过程中发挥着重要作用。在炎症反应过程中，基质溶解素的激活可以降解细胞外基质中的蛋白聚糖和其他成分，释放出被结合的炎症介质和细胞因子，进一步放大炎症反应。在血脑屏障中，基质溶解素活性的改变可能导致细胞外基质的组成和结构发生显著变化，进而影响血脑屏障的功能，如通透性改变和细胞间通讯异常。

膜型基质金属蛋白酶（MT-MMP），如 MT1-MMP（MMP-14）、MT2-MMP（MMP-15）等，其独特之处在于它们锚定在细胞膜表面。这种膜定位特性使得它们不仅能够直接降解细胞外基质成分，还可以激活其他基质金属蛋白酶前体，在细胞迁移、组织重塑及肿瘤侵袭等生物学过程中发挥关键作用。在血脑屏障中，MT-MMP 的异常表达可能导致细胞外基质的过度降解，破坏血脑屏障的结构和功能。例如，在某些神经系统疾病中，MT-MMP 的高表达会促进内皮细胞的迁移和增殖异常，导致血脑屏障的结构紊乱，通透性增加。

2. 基质金属蛋白酶在中枢神经系统疾病中的变化

在多种中枢神经系统疾病的发生和发展过程中，基质金属蛋白酶的表达和活性会发生显著且具有特征性的变化，这些变化对血脑屏障的功能产生了深远的影响，进而影响疾病的进程和预后。

在缺血性脑卒中发生时，脑组织由于供血中断而迅速陷入缺血缺氧的状态，这会引发一系列复杂且强烈的炎症反应和氧化应激。在这一过程中，基质金属蛋白酶的表达和活性会迅速且显著升高。以 MMP-9 为例，大量的临床研究和动物实验表明，在缺血性脑卒中发病后的数小时内，即可检测到 MMP-9 在脑组织中的表达明显增加，随后其活性也急剧增强。MMP-9 的过度激活会特异性地降解基底膜中的 Ⅳ 型胶原蛋白等关键成分，使得基底膜的完整性遭到严重破坏。基底膜作为血脑屏障的重要结构组成部分，其破坏直接导致血脑屏障的通透性大幅增加，血液中的水分、蛋白质及炎症细胞等成分大量涌入脑组织，引发血管源性脑水肿。临床研究进一步发现，缺血性脑卒中患者血清和脑脊液中 MMP-9 的水平与病情的严重程度及神经功能缺损程度呈现出密切的正相关关系。即 MMP-9 的水平越高，患者的脑水肿越严重，神经功能受损越明显，预后也就越差。例如，一项针对 200 例缺血性脑卒中患者的临床观察研究发现，发病后 24h 内血清 MMP-9 水平高于特定阈值的患者，在发病后 1 个月的神经功能评分明显低于 MMP-9 水平较低的患者，并且这些患者发生严重脑水肿和不良预后的风险显著增加。

在阿尔茨海默病患者中，脑内的 Aβ 沉积是其主要的病理特征之一。Aβ 沉积会引发一系列的炎症反应和氧化应激，进而导致基质金属蛋白酶的异常表达和活性改变。研究表明，MMP-2 和 MMP-9 在阿尔茨海默病患者的脑组织中表达显著增加。一方面，MMP-2 和 MMP-9 的升高会直接降解细胞外基质成分，破坏血脑屏障的结构，使得血脑屏障的通透性增加，这可能进一步促进 Aβ 在脑内的沉积和扩散。另一方面，越来越多的证据表明，MMP-2 和 MMP-9 还可能直接参与 Aβ 的生成和沉积过程。例如，MMP-9 可以通过切割淀粉样前体蛋白，影响 Aβ 的产生和代谢。此外，MMP-3 等基质溶解素在阿尔茨海默病患者脑组织中的表达变化也不容忽视。MMP-3 的异常表达可能通过影响神经炎症和神经退行性变的进程，进一步加重血脑屏障的损伤。例如，MMP-3 可以降解细胞外基质中的蛋白聚糖和层粘连蛋白，破坏细胞外基质的正常结构和功能，影响神经元与细胞外基质之间的相互作用，从而加速神经退行性变的发展。

癫痫发作同样会导致基质金属蛋白酶的显著改变。癫痫发作时，神经元的异常放电会引发一系列复杂的病理生理变化，其中炎症反应是一个重要的环节。在炎症反应的刺激下，基质金属蛋白酶的表达会被激活。研究发现，MMP-9 在癫痫发作后数小时内表达即开始升高，其活性增强会导致细胞外基质成分的降解增加，使得血脑屏障的通透性明显增加。血脑屏障通透性的增加又会使得外周的免疫细胞和炎症介质更容易进入脑组织，进一步加重神经炎症。这种神经炎症的加重会反过来进一步刺激 MMP-9 等基质金属蛋白酶的表达和活性，形成恶性循环，导致癫痫发作的频率和严重程度不断增加。例如，对一组癫痫患者的长期随访研究发现，频繁发作的癫痫患者脑脊液中 MMP-9 的水平持续高于偶尔发作的患者，并且随着 MMP-9 水平的升高，患者癫痫发作的频率和严重程度也呈上升趋势。

（三）以细胞外基质与基质金属蛋白酶为靶点的治疗策略

鉴于细胞外基质与基质金属蛋白酶在维持血脑屏障功能及在中枢神经系统疾病发生发展中的关键作用，以它们为靶点开发针对性的治疗策略具有极其重要的临床意义，有望为中枢神经系统疾病的治疗带来新的突破。

1. 调节基质金属蛋白酶活性的药物研发

研发能够精准调节基质金属蛋白酶活性的药物是当前治疗中枢神经系统疾病的重要策略之一。其中，合成基质金属蛋白酶抑制药（matrix metalloproteinase inhibitor，MMPI）是一个关键的研究方向。这些抑制药能够特异性地与基质金属蛋白酶的活性位点结合，抑制其蛋白水解活性，从而减少细胞外基质的过度降解，达到保护血脑屏障完整性的目的。

早期开发的基质金属蛋白酶抑制药大多为广谱抑制药，它们能够同时抑制多种基质金属蛋白酶的活性。虽然在一些实验模型中，广谱抑制药表现出对血脑屏障的保护作用，能够减轻因基质金属蛋白酶过度激活导致的组织损伤，但由于其缺乏特异性，在抑制目标基质金属蛋白酶的同时，也会影响其他正常生理过程中所需的基质金属蛋白酶活性。这可能导致一系列严重的不良反应，如关节疼痛、肌肉骨骼系统疾病等，大幅限制其在临床中的应用。

近年来，随着对基质金属蛋白酶结构和功能研究的深入，研发高特异性的基质金属蛋白酶抑制药成为研究的热点。研究人员基于基质金属蛋白酶底物的结构特点，设计并合成一系列小分子抑制药。这些小分子抑制药能够选择性地结合特定基质金属蛋白酶的活性位点，通过与活性位点的关键氨基酸残基形成特异性的相互作用，精准地抑制目标基质金属蛋白酶的酶解活性，而对其他基质金属蛋白酶的影响较小。例如，在针对缺血性脑卒中的动物实验中，一种针对 MMP-9 的特异性抑制药能够显著降低缺血性脑卒中模型动物的血脑屏障通透性。通过抑制 MMP-9 对基底膜Ⅳ型胶原蛋白的降解，减少血管源性脑水肿的发生，同时改善动物的神经功能。在给药后的数天内，可观察到模型动物的神经行为学评分明显提高，脑组织的病理损伤也得到减轻。这些特异性抑制药的出现为中枢神经系统疾病的治疗带来新的希望，有望在未来的临床治疗中，为患者提供更安全、有效的治疗选择，避免因广谱抑制药的非特异性作用而导致的不良反应。

2. 促进细胞外基质修复与重建的干预措施

除了调节基质金属蛋白酶活性，通过促进细胞外基质的修复与重建来改善血脑屏障功能也是一种极具潜力的治疗策略。多种生长因子和细胞因子在细胞外基质成分的合成和沉积过程中发挥着关键的调节作用。

VEGF 是一种在血管生成和组织修复过程中发挥核心作用的生长因子。在血脑屏障的修复过程中，VEGF 不仅可以刺激内皮细胞的增殖和迁移，促进新血管的形成，还能直接作用于内皮细胞，上调其合成和分泌细胞外基质成分的能力，如胶原蛋白和层粘连蛋白等。在缺血性脑卒中的动物模型研究中，给予外源性 VEGF 治疗后，可观察到血脑屏障内皮细胞的增殖明显增加，细胞外基质中胶原蛋白和层粘连蛋白的表达水平也显著提高。这一系列变化有助于修复受损的血脑屏障，减少血管源性脑水肿的发生，改善神经功能。具体表现为，接受 VEGF 治疗的模型动物在行为学测试中，其运动功能和认知功能的恢复情况明显优于未治疗组。

此外，干细胞治疗作为一种新兴的治疗手段，也被认为是促进细胞外基质修复与重建的潜在有效方法。间充质干细胞因其具有多向分化潜能、免疫调节功能及分泌多种细胞因子和生长因子的能力，在中枢神经系统疾病的治疗中受到了广泛关注。间充质干细胞可以分泌多种对血脑屏障修复有益的细胞因子和生长因子，如 BDNF、IGF-1 等，这些因子能够促进内皮细胞的增殖和分化，调节细胞外基质的合成和降解平衡。在一些中枢神经系统疾病模型中，如阿尔茨海默病模型和缺血性脑卒中模型，通过移植间充质干细胞，可观察到血脑屏障功能得到显著改善。间充质干细胞移植后，能够归巢到受损的血脑屏障部位，分泌相关因子促进细胞外基质的修复与重建，减轻神经炎症，促进神经功能恢复。例如，在阿尔茨海默病模型小鼠中，间充质干细胞移植后，小鼠脑内的 Aβ 沉积减少，血脑屏障的紧密连接蛋白表达增加，认知功能也有所提升。然而，干细胞治疗在临床应用中仍面临诸多挑战。首先，细胞来源是一个关键问题，需要确保干细胞的获取安全、可靠且充足。其次，干细胞移植后的安全性也备受关注，包括是否会引发免疫反应、肿瘤形成等问题。此外，如何提高干细胞在体内的定向分化和归巢效率，以及如何精准调控干细胞分泌的细胞因子和生长因子的种类和剂量，都是亟待解决的问题。尽管如此，干细胞治疗为以细胞外基质为靶点的治疗策略提供全新的思路和方向，随着研究的不断深入，有望在未来成为中枢神经系统疾病治疗的重要手段。

3. 基于细胞外基质与基质金属蛋白酶的联合治疗策略

考虑到细胞外基质与基质金属蛋白酶在中枢神经系统疾病中的复杂相互作用，单一的治疗策略往往难以取得理想的治疗效果。因此，联合治疗策略逐渐成为研究的重点，有望通过综合调节细胞外基质的代谢和基质金属蛋白酶的活性，更有效地保护和修复血脑屏障，改善中枢神经系统疾病的治疗效果。

例如，将基质金属蛋白酶抑制药与促进细胞外基质修复的生长因子联合使用，是一种具有潜力的联合治疗模式。这种联合策略既能通过基质金属蛋白酶抑制药抑制基质金属蛋白酶的过度活性，减少细胞外基质的降解，又能利用生长因子促进细胞外基质的合成和重建，从而实现对血脑屏障的双重保护和修复。

在一项针对阿尔茨海默病模型小鼠的研究中，同时给予 MMP-9 抑制药和 VEGF 进行联合治疗。结果显示，与单独使用 MMP-9 抑制药或 VEGF 相比，联合治疗组小鼠脑内的 Aβ 沉积显著减少。这可能是因为 MMP-9 抑制药减少细胞外基质的降解，阻止 Aβ 的进一步扩散和沉积，而 VEGF 促进了细胞外基质的修复与重建，改善血脑屏障的功能，减少外周炎症因子的进入，从而减轻神经炎症，进一步抑制 Aβ 的生成和沉积。此外，联合治疗组血脑屏障的完整性得到显著改善，紧密连接蛋白的表达增加，通透性降低。同时，小鼠的认知功能也有明显提高，在 Morris 水迷宫实验中，联合治疗组小鼠的逃避潜伏期明显缩短，穿越平台次数增加，表明其空间学习和记忆能力得到了提升。

这种联合治疗策略不仅在阿尔茨海默病的治疗中展现出优势，在其他中枢神经系统疾病，如缺血性脑卒中和癫痫的治疗中也具有潜在的应用价值。在缺血性脑卒中模型中，联合使用基质金属蛋白酶抑制药和促进细胞外基质修复的因子，有望更有效地减轻脑水肿，促进神经功能恢复。在癫痫模型中，通过联合治疗调节细胞外基质与基质金属蛋白酶的平衡，可能有助于稳定血脑屏障，减少癫痫发作的频率和严重程度。然而，联合治疗策略在临床应用中也面临一些挑战，如药物之间的相互作用、最佳给药剂量和时间窗的确定等。需要进一步开展深入的研究，以优化联合治疗方案，确保其安全性和有效性，为中枢神经系统疾病患者带来更好的治疗前景。

四、信号通路：调控血脑屏障功能的靶点网络

（一）主要信号通路在血脑屏障中的生理功能

血脑屏障的正常功能维持依赖于一系列复杂且精细的信号通路调控，这些信号通路相互交织，构成一个庞大的靶点网络，对血脑屏障的结构稳定、物质转运及细胞间通讯等生理过程发挥关键作用。

1. PI3K/Akt 信号通路

PI3K/Akt 信号通路在血脑屏障的生理功能中扮演着核心角色。PI3K 是一种脂质激酶，当细胞受到多种细胞外刺激，如生长因子、细胞因子等的作用时，PI3K 被激活，催化 PIP2 生成 PIP3。PIP3 作为第二信使，招募并激活 Akt，使其发生磷酸化而活化。

在血脑屏障内皮细胞中，活化的 Akt 通过多种机制发挥作用。一方面，Akt 可以调节紧密连接蛋白的表达和分布，维持血脑屏障的紧密性。研究发现，Akt 可以磷酸化紧密连接蛋白相关的调节蛋白，如 ZO-1，

促进其与紧密连接蛋白的结合，从而稳定紧密连接结构，降低血脑屏障的通透性。另一方面，Akt 参与调控内皮细胞的存活和增殖。它通过抑制细胞凋亡相关蛋白的活性，如 Bad、caspase-9 等，促进内皮细胞的存活。在血管生成过程中，Akt 还能激活下游的 mTOR 等信号分子，调节细胞的增殖和代谢，有助于维持血脑屏障内皮细胞的正常更新和功能。

例如，在体外培养的血脑屏障内皮细胞模型中，给予 VEGF 刺激，可激活 PI3K/Akt 信号通路。结果显示，紧密连接蛋白 occludin 和 claudin-5 的表达上调，细胞间的紧密连接增强，同时内皮细胞的增殖活性增加，表明 PI3K/Akt 信号通路在维持血脑屏障结构和功能稳定方面具有重要作用。

2. MAPK 信号通路

MAPK 信号通路是细胞内重要的信号转导途径之一，主要包括 ERK、JNK 和 p38 MAPK 三条亚通路。在血脑屏障中，这三条亚通路各自发挥着独特而又相互关联的作用。

ERK 通路通常在细胞受到生长因子、激素等刺激时被激活。在血脑屏障内皮细胞中，激活的 ERK 参与调控细胞的增殖、分化和存活。例如，当血脑屏障受到损伤时，内皮细胞通过激活 ERK 通路，促进细胞的增殖和迁移，以修复受损的部位。同时，ERK 还可以调节紧密连接蛋白的表达，在一定程度上影响血脑屏障的通透性。研究表明，在某些生理条件下，适度激活 ERK 通路可上调紧密连接蛋白的表达，增强血脑屏障的紧密性。

JNK 和 p38 MAPK 通路则主要在细胞受到应激刺激，如炎症、氧化应激等时被激活。在炎症反应中，JNK 和 p38 MAPK 被激活后，可调节炎症相关基因的表达，促使内皮细胞分泌炎症因子和趋化因子。这些炎症介质的释放会影响血脑屏障的功能，导致紧密连接蛋白的磷酸化状态改变，紧密连接结构破坏，血脑屏障通透性增加。例如，在脑内发生炎症时，细菌内毒素 LPS 可激活血脑屏障内皮细胞的 JNK 和 p38 MAPK 通路，导致 TNF-α、IL-1β 等炎症因子的大量释放，进而引起紧密连接蛋白 occludin 和 claudin-5 的表达下降和分布改变，血脑屏障的通透性显著升高。

3. NF-κB 信号通路

NF-κB 信号通路是一种广泛存在于细胞内的重要信号转导通路，在血脑屏障的免疫调节和炎症反应中发挥关键作用。在静息状态下，NF-κB 二聚体与其抑制蛋白 IκB 结合，以无活性的形式存在于细胞质中。当细胞受到多种刺激，如炎症因子、氧化应激、病原体感染等时，IKK 被激活，使 IκB 发生磷酸化，随后被泛素化降解。释放出来的 NF-κB 二聚体进入细胞核，与靶基因启动子区域的 κB 位点结合，启动相关基因的转录。

在血脑屏障中，NF-κB 信号通路的激活主要参与炎症反应的调控。当脑内发生炎症时，NF-κB 被激活，诱导一系列炎症因子，如 TNF-α、IL-6、IL-8 等的表达。这些炎症因子进一步激活血脑屏障内皮细胞和免疫细胞，引发炎症级联反应，导致血脑屏障的通透性增加。此外，NF-κB 还可以调节黏附分子的表达，如 ICAM-1 和 VCAM-1，促进免疫细胞与血脑屏障内皮细胞的黏附和穿越，加重炎症反应。例如，在缺血性脑卒中后的炎症反应中，NF-κB 信号通路被迅速激活，大量炎症因子释放，导致血脑屏障的完整性受损，引发脑水肿和神经损伤。

（二）信号通路在中枢神经系统疾病中的异常激活与影响

在多种中枢神经系统疾病的发生发展过程中，上述主要信号通路会出现异常激活，进而对血脑屏障的功能产生显著影响，推动疾病的进程。

1. 缺血性脑卒中时信号通路的变化

缺血性脑卒中发生时，脑组织的缺血缺氧会引发一系列复杂的病理生理变化，其中信号通路的异常激活起着关键作用。PI3K/Akt 信号通路在缺血早期表现为短暂激活，这是机体的一种自我保护机制，通过激活 Akt 促进内皮细胞的存活和紧密连接的维持，以减轻血脑屏障的损伤。然而，随着缺血时间的延长，能量代谢障碍和氧化应激加剧，PI3K/Akt 信号通路的活性逐渐下降，导致影响内皮细胞的存活和紧密连接的维持，血脑屏障的通透性增加。

同时，MAPK 信号通路被显著激活。其中，ERK 通路的激活在早期可能参与细胞的应激反应和修复过程，但持续的激活则会导致细胞损伤和凋亡。JNK 和 p38 MAPK 通路在缺血性脑卒中后迅速激活，大量炎症因子和趋化因子的释放引发强烈的炎症反应。炎症介质的释放进一步破坏血脑屏障的紧密连接结构，导致血脑屏障通透性急剧增加，引发血管源性脑水肿，加重神经损伤。

NF-κB 信号通路在缺血性脑卒中后也被迅速激活。激活的 NF-κB 诱导大量炎症因子的表达，如 TNF-α、IL-1β 等，这些炎症因子不仅直接损伤血脑屏障内皮细胞，还通过激活其他信号通路，如 MAPK 信号通路，进一步加重血脑屏障的损伤和炎症反应。临床研究表明，缺血性脑卒中患者血清和脑脊液中炎症因子的水平与 NF-κB 的激活程度密切相关，并且与患者的病情严重程度和预后呈正相关。

2. 阿尔茨海默病中信号通路的异常

在阿尔茨海默病的发病过程中，信号通路的异常激活与脑内的 Aβ 沉积和神经炎症密切相关。PI3K/Akt 信号通路的活性在阿尔茨海默病患者的脑组织中明显降低。Aβ 的沉积可抑制 PI3K 的活性，导致 Akt 的磷酸化水平下降。这不仅影响神经元的存活和功能，还导致血脑屏障内皮细胞的紧密连接蛋白表达减少，紧密连接结构破坏，血脑屏障通透性增加。血脑屏障功能的受损进一步促进 Aβ 在脑内的沉积和神经炎症的加剧。

MAPK 信号通路在阿尔茨海默病中也呈现异常激活状态。Aβ 可激活 JNK 和 p38 MAPK 通路，导致炎症因子的释放和神经细胞的凋亡。同时，ERK 通路的异常激活也参与 Aβ 的生成和沉积过程。研究发现，抑制 ERK 通路的活性可以减少 Aβ 的生成，提示 ERK 通路在阿尔茨海默病的发病机制中具有重要作用。

NF-κB 信号通路在阿尔茨海默病患者的脑组织中持续激活。激活的 NF-κB 促进炎症因子和趋化因子的表达，引发神经炎症，导致血脑屏障的损伤和功能障碍。此外，NF-κB 还可以调节 Aβ 相关蛋白的表达，进一步影响 Aβ 的代谢和沉积。

3. 脑肿瘤中信号通路的改变

在脑肿瘤的发生发展过程中，信号通路的异常激活为肿瘤细胞的增殖、侵袭和血脑屏障的破坏提供有利条件。PI3K/Akt 信号通路在脑肿瘤细胞中常常过度激活。激活的 Akt 促进肿瘤细胞的增殖、存活和迁移，同时抑制细胞凋亡。此外，Akt 还可以调节肿瘤细胞与血脑屏障内皮细胞之间的相互作用，促进肿瘤细胞突破血脑屏障，向周围脑组织浸润。

MAPK 信号通路在脑肿瘤中也发挥着重要作用。ERK 通路的持续激活可促进肿瘤细胞的增殖和分化，同时调节肿瘤细胞分泌基质金属蛋白酶等物质，降解细胞外基质，有利于肿瘤细胞的侵袭和转移。JNK 和 p38 MAPK 通路在肿瘤微环境的刺激下也被激活，它们参与调节肿瘤细胞的应激反应和炎症反应，进一步促进肿瘤的生长和转移。

NF-κB 信号通路在脑肿瘤中同样处于激活状态。激活的 NF-κB 促进肿瘤细胞分泌多种细胞因子和趋化因子，营造有利于肿瘤生长和免疫逃逸的微环境。同时，NF-κB 还可以调节肿瘤细胞表面黏附分子的表达，促进肿瘤细胞与血脑屏障内皮细胞的黏附，增强肿瘤细胞突破血脑屏障的能力。

（三）以信号通路为靶点的治疗策略探索

鉴于信号通路在血脑屏障功能调控及中枢神经系统疾病发生发展中的关键作用，以信号通路为靶点开发治疗策略具有重要的临床意义和广阔的应用前景。

1. 信号通路抑制药的研发

研发特异性的信号通路抑制药是目前治疗中枢神经系统疾病的重要策略之一。针对 PI3K/Akt 信号通路，已经开发出多种 PI3K 抑制药和 Akt 抑制药。例如，渥曼青霉素（Wortmannin）和 LY294002 是常用的 PI3K 抑制药，它们可以特异性地抑制 PI3K 的活性，阻断 PI3K/Akt 信号通路的传导。在一些肿瘤细胞模型和动物实验中，使用 PI3K 抑制药可以抑制肿瘤细胞的增殖和迁移，同时减少肿瘤细胞对血脑屏障的破坏。然而，由于 PI3K/Akt 信号通路在正常细胞生理功能中也具有重要作用，这些抑制药在应用过程中可能会产生一定的不良反应，如影响正常细胞的存活和增殖。

针对 MAPK 信号通路，也有多种抑制药被开发和研究。例如，U0126 是一种特异性的 MEK（ERK 上游激酶）抑制药，可以阻断 ERK 通路的激活。在缺血性脑卒中动物模型中，使用 U0126 可以减少炎症因子的释放，减轻血脑屏障的损伤和脑水肿。JNK 抑制药 SP600125 和 p38 MAPK 抑制药 SB203580 在炎症相关的中枢神经系统疾病研究中也显示出一定的治疗效果，它们可以抑制炎症因子的表达，减轻神经炎症和血脑屏障的损伤。但同样，这些抑制药在临床应用中也需要考虑其对正常细胞信号传导的影响和潜在的不良反应。

对于 NF-κB 信号通路，开发多种抑制 NF-κB 激活的药物。例如，PDTC 可以抑制 IKK 的活性，从而阻断 NF-κB 的激活。在阿尔茨海默病和缺血性脑卒中的动物模型中，PDTC 的应用可以减少炎症因子的表达，减轻血脑屏障的损伤和神经炎症。然而，NF-κB 信号通路在免疫调节等生理过程中也具有重要作用，长期使用 NF-κB 抑制药可能会影响机体的免疫功能。

2. 信号通路调节剂的应用

除了抑制药，开发信号通路的调节药也是一种可行的治疗策略。对于 PI3K/Akt 信号通路，一些天然化合物和小分子药物被发现可以调节其活性。例如，槲皮素是一种天然的黄酮类化合物，具有抗氧化和抗炎作用。研究发现，槲皮素可以通过调节 PI3K/Akt 信号通路，促进血脑屏障内皮细胞的存活和紧密连接的维持，减轻炎症和氧化应激对血脑屏障的损伤。在体外实验中，槲皮素可以增加 Akt 的磷酸化水平，上调紧密连接蛋白的表达，降低血脑屏障的通透性。

对于 MAPK 信号通路，一些药物可以通过调节其活性来改善中枢神经系统疾病的症状。例如，在阿尔茨海默病的研究中，发现某些中药提取物可以调节 ERK 和 JNK 信号通路的活性，减少 Aβ 的生成和沉积，减轻神经炎症和血脑屏障的损伤。这些中药提取物可能通过调节 MAPK 信号通路相关蛋白的表达和活性，发挥其神经保护和血脑屏障保护作用。

对于 NF-κB 信号通路，一些免疫调节剂可以通过调节 NF-κB 的活性来减轻炎症反应。例如，在多发性硬化症等炎症相关的中枢神经系统疾病中，使用免疫调节剂可以抑制 NF-κB 的激活，减少炎症因子的释放，保护血脑屏障的功能。这些免疫调节剂可能通过调节免疫细胞的功能，间接影响 NF-κB 信号通路的激活，从而达到治疗疾病的目的。

3. 联合靶向信号通路的治疗方案

考虑到中枢神经系统疾病中信号通路的复杂性和相互关联性，联合靶向多个信号通路的治疗方案可能具有更好的治疗效果。例如，在缺血性脑卒中的治疗中，可以联合使用 PI3K/Akt 信号通路激活剂和 MAPK 信号通路抑制药。PI3K/Akt 信号通路激活剂可以促进内皮细胞的存活和紧密连接的维持，而 MAPK 信号通路抑制药可以减少炎症因子的释放，减轻血脑屏障的损伤和脑水肿。这种联合治疗方案可以从多个方面对缺血性脑卒中后的病理生理变化进行干预，有望提高治疗效果。

在阿尔茨海默病的治疗中，也可以考虑联合靶向 PI3K/Akt、MAPK 和 NF-κB 信号通路。通过激活 PI3K/Akt 信号通路促进神经元的存活和血脑屏障的稳定，抑制 MAPK 信号通路减少 Aβ 的生成和炎症反应，抑制 NF-κB 信号通路减轻神经炎症，从而综合改善阿尔茨海默病的病理进程。然而，联合治疗方案需要仔细考虑药物之间的相互作用和剂量调整，以确保治疗的安全性和有效性。

五、炎症因子与炎症反应：炎症视角下的血脑屏障药物靶点

（一）炎症因子在血脑屏障中的生理与病理作用

炎症因子作为一类在炎症反应里扮演关键角色的小分子蛋白质，在血脑屏障的生理状态维系及病理变化进程中，都有着极为重要的意义，其功能体现出极为复杂的两面性。

1. 生理状态下炎症因子的调节作用

在正常生理状态下，血脑屏障处于一种精妙的动态平衡稳态，而炎症因子在其中发挥着细致入微的调节效能。以 IL-6 为例，它是一种具备多效性的炎症因子。在正常情况下，血脑屏障中的 IL-6 表达水平相对较低。它借助与血脑屏障内皮细胞表面特异性受体的精准结合，激活细胞内复杂的信号传导通路，进而参与到对内皮细胞增殖、分化及紧密连接维持的精细调控之中。适量的 IL-6 能够有效促进内皮细胞分泌胶原蛋白、层粘连蛋白等细胞外基质成分，这对于稳固血脑屏障的结构完整性意义重大。与此同时，IL-6 还在免疫细胞穿越血脑屏障的转运过程中发挥着调节作用，确保免疫细胞能在机体有需求时，有序进入脑组织，高效执行免疫防御任务，而又不会引发过度的炎症反应，破坏内环境稳定。

TNF-α 在正常生理状态下，同样具备一定的调节功能。它能够对血脑屏障内皮细胞表面的黏附分子（如 ICAM-1 和 VCAM-1）的表达进行调控。适度的 TNF-α 刺激，可使这些黏附分子的表达维持在一个恰

到好处的水平，这有助于免疫细胞与内皮细胞之间实现短暂且必要的黏附，从而达成免疫细胞对脑组织的免疫监视功能。除此之外，TNF-α还参与到血脑屏障物质转运功能的调节当中，通过影响转运体的表达丰度和活性高低，维系着脑组织内环境的稳定，保障神经元等神经细胞的正常生理活动。

2. 病理状态下炎症因子的失衡与破坏作用

一旦机体遭遇中枢神经系统疾病侵袭，或者受到外界强烈损伤时，血脑屏障的炎症因子平衡便会被无情打破。此时，炎症因子的过度表达或异常激活，将致使血脑屏障的功能遭受严重损害，进而引发一系列棘手的病理变化。

在缺血性脑卒中突发时，脑组织会因缺血缺氧而迅速触发炎症反应，大量炎症因子如决堤洪水般汹涌释放。IL-6的表达会在极短时间内呈爆发式急剧升高。过量的IL-6会强势激活下游的JAK-STAT信号通路，导致紧密连接蛋白的磷酸化进程出现异常。深入研究发现，高浓度的IL-6会使紧密连接蛋白occludin和claudin-5的磷酸化水平显著上升，进而破坏紧密连接结构的稳定性，使得血脑屏障的通透性大幅增加。这就如同打开一道失控的闸门，血液中的水分、蛋白质及炎症细胞等物质大量涌入脑组织，引发严重的血管源性脑水肿，进一步加剧神经损伤的程度，给中枢神经系统带来沉重打击。

TNF-α在病理状态下的作用更为复杂且极具危害性。在炎症反应初期，TNF-α的适度升高，在一定程度上有助于启动机体的免疫防御机制，对入侵的病原体或损伤组织做出初步抵御。然而，随着炎症的持续发展，TNF-α若持续高表达，便会对血脑屏障造成难以挽回的严重破坏。它不仅能够直接攻击血脑屏障内皮细胞，诱导细胞凋亡，还能通过激活

NF-κB 信号通路，如同推倒多米诺骨牌一般，促进其他炎症因子（如 IL-1β 和趋化因子）的大量表达，形成一个不断放大的炎症级联反应。大量炎症因子的疯狂释放，会进一步撕裂血脑屏障的紧密连接，大幅增加其通透性。同时，还会对神经细胞发起攻击，导致神经细胞的损伤和死亡，严重扰乱中枢神经系统的正常功能，引发一系列严重的神经系统症状。

IL-1β 在病理状态下同样扮演着重要的破坏角色。在脑内炎症肆虐的过程中，IL-1β 被大量释放出来。它能够激活血脑屏障内皮细胞和神经胶质细胞表面的受体，引发一系列复杂的细胞内信号传导事件。IL-1β 会强烈促进 MMP 的表达和激活。MMP 的过度活跃，会疯狂降解细胞外基质成分，如胶原蛋白和层粘连蛋白等，这些细胞外基质是血脑屏障结构的重要基础，它们的大量减少，会使血脑屏障失去赖以支撑的结构根基，导致血脑屏障的完整性严重受损，通透性急剧增加。此外，IL-1β 还能对免疫细胞的活化和迁移进行调控，促使更多的免疫细胞毫无节制地涌入脑组织，进一步加剧神经炎症反应，让中枢神经系统的病情雪上加霜。

（二）炎症反应对血脑屏障功能的全面影响

炎症反应本是机体针对各种损伤及病原体入侵所做出的一种防御性反应。然而，在中枢神经系统中，一旦炎症反应过度或者失调，便会从多个维度对血脑屏障的功能造成严重影响，涵盖结构、物质转运及免疫调节等多个关键层面。

1. 炎症对血脑屏障结构的破坏

炎症反应对血脑屏障结构的破坏，是其致使血脑屏障功能障碍的关键机制之一。在炎症持续发展的过程中，炎症因子的大量释放，会引发一系列复杂的细胞内信号传导事件，最终导致紧密连接蛋白和细胞外基质发生异常变化。

如前所述，像 IL-6、TNF-α 和 IL-1β 等炎症因子，会导致紧密连接蛋白的磷酸化状态发生显著改变，使其表达量和分布情况出现异常。紧密连接蛋白的破坏，会使内皮细胞之间的连接变得松弛，形成大大小小的细胞间隙，从而大幅增加血脑屏障的通透性。此外，炎症反应还会强势激活 MMP。MMP 的过度表达和活性增强，会对细胞外基质成分展开疯狂降解。Ⅳ型胶原蛋白和层粘连蛋白等细胞外基质的大量减少，会使血脑屏障的基底膜结构遭受重创，血脑屏障失去有效的支撑架构，进而进一步加剧其通透性的增加，使得血液中的有害物质和病原体更容易突破血脑屏障的防线，侵入脑组织。

以脑内感染为例，病原体及其释放的毒素，会强烈刺激炎症细胞释放海量炎症因子。这些炎症因子会如疾风骤雨般迅速作用于血脑屏障内皮细胞，导致紧密连接蛋白 occludin 和 claudin-5 的表达急剧下调，紧密连接结构被彻底破坏。与此同时，MMP 的活性急剧升高，对细胞外基质展开无情降解，使得血脑屏障的结构遭受灭顶之灾，病原体和炎症细胞得以长驱直入，轻易进入脑组织，引发严重的颅内感染和难以控制的炎症反应，严重威胁患者的生命健康。

2. 炎症对血脑屏障物质转运功能的干扰

血脑屏障的物质转运功能，对于维持脑组织内环境的稳定起着决定性作用。然而，炎症反应却会对其产生极为显著的干扰。炎症因子的释放，会深刻影响血脑屏障上转运体的表达丰度和活性高低，进而改变物质的跨膜运输过程。

在炎症状态下，一些摄取转运体的功能会受到严重抑制。以 GLUT1 为例，它肩负着将血液中的葡萄糖转运至脑组织，为神经元提供关键能量来源的重任。然而，炎症因子（如 TNF-α 和 IL-1β）会强烈抑制 GLUT1 的表达和活性，导致葡萄糖进入脑组织的量大幅减少，神经元的能量代谢受到严重影响，无法正常履行其生理功能。此外，氨基酸转运体等其他摄取转运体，同样会受到炎症的负面影响，导致神经递质前体和其他重要营养物质的供应不足，严重干扰神经元的正常生理活动，引发一系列神经系统症状。

炎症还会对外排转运体的功能造成影响。P-gp 作为血脑屏障上至关重要的外排转运体，负责将有害物质和药物排出脑组织，保护脑组织免受侵害。但炎症反应会导致 P-gp 的表达和活性发生异常改变。一方面，炎症可能会促使 P-gp 的表达上调，使得一些治疗药物被过度外排，药物在脑组织中的浓度难以达到有效治疗水平，严重影响治疗效果。另一方面，炎症也可能导致 P-gp 的功能受损，无法正常发挥外排作用，使得有害物质在脑组织中大量积累，进一步加重神经损伤，形成恶性循环。

3. 炎症对血脑屏障免疫调节功能的改变

血脑屏障不仅仅是一道物理屏障，更具备重要的免疫调节功能。然而，炎症反应会对其免疫调节功能产生显著的改变。在正常情况下，血脑屏障能够精准控制免疫细胞的进出，维系脑组织内的免疫稳态。但在炎症状态下，炎症因子的大量释放，会彻底改变血脑屏障对免疫细胞的调控机制。

炎症因子会促使血脑屏障内皮细胞表面黏附分子的表达大幅增加，如 ICAM-1 和 VCAM-1。这些黏附分子的高表达，会极大增强免疫细胞与内皮细胞的黏附能力，使得更多的免疫细胞能够轻易穿越血脑屏障，进入脑组织。虽然免疫细胞的进入在一定程度上有助于清除病原体和受损组织，但过度的免疫细胞浸润，会引发难以控制的过度炎症反应，对神经组织造成严重损伤，破坏中枢神经系统的正常功能。

此外，炎症反应还会改变血脑屏障对免疫调节因子的分泌和调节机制。在炎症状态下，血脑屏障内皮细胞会大量分泌趋化因子，如 CCL2 和 CXCL8。这些趋化因子会像磁石一般，吸引更多的免疫细胞向炎症部位聚集。同时，炎症还会干扰血脑屏障对免疫抑制因子的分泌，打破原本精细的免疫调节平衡，进一步加剧炎症反应，对血脑屏障和中枢神经系统造成更为严重的损害，使病情愈发复杂和难以控制。

（三）基于炎症因子与炎症反应的药物靶点策略

鉴于炎症因子和炎症反应在血脑屏障功能调控及中枢神经系统疾病中的关键作用，以它们为靶点开发药物治疗策略，具有极其重要的临床意义和广阔的应用前景。

1. 炎症因子拮抗药的研发

研发炎症因子拮抗药，是一种直接针对炎症因子的精准治疗策略。通过特异性地阻断炎症因子与其受体的结合，有效抑制炎症因子的信号传导，从而有力减轻炎症反应对血脑屏障的损害。

针对 TNF-α，科研人员已经成功开发出多种拮抗药，如英夫利昔单抗（Infliximab）和依那西普（Etanercept）。英夫利昔单抗是一种人鼠嵌合型单克隆抗体，它能够像精准导弹一样，特异性地结合 TNF-α，阻断其与受体的相互作用，从而遏制炎症信号的传递。在一些炎症相关的中枢神经系统疾病的动物模型实验中，使用英夫利昔单抗后，炎症反应得到显著抑制，血脑屏障的损伤程度也明显减轻。依那西普则是一种可溶性 TNF-α 受体融合蛋白，它可以通过竞争性地结合 TNF-α，使其失去活性。临床研究数据表明，依那西普在治疗某些自身免疫性中枢神经系统疾病时，能够切实减轻炎症症状，有效保护血脑屏障的功能，改善患者的生活质量。

针对 IL-1β，目前也有一些拮抗药正处于研发和临床试验阶段。例如，阿那白滞素（Anakinra）是一种重组人 IL-1 受体拮抗药，它能够与 IL-1β 展开激烈竞争，结合 IL-1 受体，从而成功抑制 IL-1β 的信号传导。在一些炎症性脑病的研究中，应用阿那白滞素后，炎症因子的释放量明显减少，血脑屏障的通透性增加情况得到有效缓解，神经功能也得到了一定程度的改善，为炎症性脑病的治疗带来新的希望。

2. 炎症信号通路抑制药的应用

炎症反应的发生和发展，依赖于一系列错综复杂的信号通路。抑制这些信号通路，能够有效地减轻炎症反应，切实保护血脑屏障的功能。

NF-κB 信号通路在炎症反应中占据着核心地位，因此，开发 NF-κB 信号通路抑制药成为一种至关重要的治疗策略。例如，PDTC 可以精准抑制 IKK 的活性，阻断 NF-κB 的激活进程，从而大幅减少炎症因子的表达。在缺血性脑卒中的动物模型实验中，使用 PDTC 后，炎症因子的水平显著降低，血脑屏障的损伤程度和脑水肿情况都得到了明显改善，为缺血性脑卒中的治疗提供新的思路和方法。

MAPK 信号通路同样是炎症反应中的关键信号通路之一。针对 MAPK 信号通路的抑制药，如 U0126（ERK 抑制药）、SP600125（JNK 抑制药）和 SB203580（p38 MAPK 抑制药），在炎症相关的中枢神经系统疾病研究中，展现出一定的治疗效果。这些抑制药能够有效抑制炎症因子的表达和释放，减轻炎症对血脑屏障的破坏程度，改善神经功能，为炎症相关中枢神经系统疾病的治疗提供有力的药物选择。

3. 抗炎药物的综合治疗策略

除了针对特定炎症因子和信号通路的药物，合理运用具有综合抗炎作用的药物，也是一种行之有效的治疗策略。

糖皮质激素是一类广泛应用于临床的抗炎药物，它拥有强大的抗炎和免疫抑制功效。在中枢神经系统炎症疾病的治疗中，糖皮质激素可以通过抑制炎症因子的合成和释放，有力减轻炎症反应对血脑屏障的损害。例如，在多发性硬化症的治疗过程中，糖皮质激素能够显著减轻炎症细胞的浸润程度，降低炎症因子的水平，有效保护血脑屏障的功能，缓解患者的症状，提高患者的生活质量。然而，长期使用糖皮质激素会带来一系列不容忽视的不良反应，如骨质疏松、感染风险增加等，因此在临床应用中需要谨慎权衡利弊，严格把控使用剂量和疗程。

一些天然产物同样具有良好的抗炎作用，并且相对不良反应较小，在治疗中具有独特优势。例如，姜黄素是从姜黄中提取的一种多酚类化合物，它具备抗氧化、抗炎和免疫调节等多种强大的生物活性。在脑内炎症的研究中，姜黄素可以通过抑制 NF-κB 和 MAPK 等信号通路的激活，显著减少炎症因子的表达，有效保护血脑屏障的紧密连接结构，降低其通透性。此外，姜黄素还能够调节免疫细胞的功能，减轻过度的炎症反应，对中枢神经系统起到全方位的保护作用。

在实际临床治疗过程中，往往需要根据患者的具体病情和疾病所处阶段，综合运用多种抗炎药物和治疗策略，实现优势互补，以达到最佳的治疗效果。通过精准保护血脑屏障的功能，最大限度地改善患者的预后，提高患者的生活质量，为中枢神经系统疾病患者带来更多的康复希望。

第5章　血脑屏障的前沿研究方法

一、体外血脑屏障模型：搭建研究血脑屏障的"虚拟窗口"

在探索血脑屏障奥秘的征程中，体外血脑屏障模型宛如一扇至关重要的"虚拟窗口"，为科研工作者深入了解血脑屏障的结构、功能及相关疾病机制提供了不可或缺的途径。随着研究的不断深入，体外血脑屏障模型也在持续演进与优化。

（一）传统二维体外血脑屏障模型

传统二维（2D）体外血脑屏障模型作为早期研究的基石，为我们初步认识血脑屏障的基本特性与功能奠定了坚实基础。尽管其存在一定局限性，但在血脑屏障研究的历史长河中，依旧留下了浓墨重彩的一笔。

1. 单层细胞培养模型

单层细胞培养模型堪称最为基础且经典的 2D 体外血脑屏障模型。在构建这一模型时，研究人员通常精心挑选脑微血管内皮细胞（BMEC），将其小心翼翼地接种于培养板表面。在适宜的培养条件下，这些细胞会逐渐贴壁生长，最终形成一层连续的细胞单层。在培养进程中，这些细胞会呈现出一些与血脑屏障相关的特征，其中最为关键的便是紧密连接蛋白的表达。例如，紧密连接蛋白 occludin 和 claudin-5 会在细胞间逐渐表达并聚集，尝试构建起类似血脑屏障紧密连接的结构，从一定程度上模拟血脑屏障对物质通透的限制功能。

此模型之所以备受青睐，主要源于其操作的便捷性与经济性。它无须复杂的实验设备与技术，成本相对较低，能够使研究人员在较短时间内获取实验数据。例如，在探究小分子药物穿透血脑屏障的能力时，仅需将待研究的药物添加至培养细胞的培养液中，经过一段预设的培养时间后，检测培养板另一侧培养液中药物的含量，便可初步评估该药物透过细胞单层的效率。这种简单直接的方式，为早期血脑屏障物质转运功能的研究提供大量的基础数据。

然而，单层细胞培养模型的局限性也不容忽视。从结构层面来看，它与体内真实的血脑屏障组织结构存在巨大差异。在人体中，血脑屏障并非孤立存在，而是一个由内皮细胞、周细胞、星形胶质细胞等多种细胞类型共同构成的复杂神经血管单元。这些细胞之间通过复杂的物理接触与信号传导，协同维持血脑屏障的正常功能。而单层细胞培养模型仅聚焦于内皮细胞，完全缺失其他细胞类型的参与，使得细胞间的相互影响无法得到体现，难以全面模拟血脑屏障的真实功能。从细胞生理状态角度而言，培养板上的细胞所处的力学环境、营养物质的分布及代谢产物的排出等方面，均与体内环境大相径庭。这种环境差异可能导致细胞的基因表达谱发生改变，进而影响细胞的功能，使得实验结果的准确性与可靠性大打折扣。

2. 共培养模型

为了克服单层细胞培养模型的固有缺陷，共培养模型应运而生，它标志着体外血脑屏障模型研究的一次重要飞跃。共培养模型的核心思路是将脑微血管内皮细胞与其他在血脑屏障功能中发挥关键作用的细胞，如星形胶质细胞或周细胞，共同置于同一培养体系中，以此模拟体内血脑屏障细胞间复杂的相互作用。

当脑微血管内皮细胞与星形胶质细胞携手共培养时，一场精妙的细胞间"对话"就此展开。星形胶质细胞宛如一位勤劳的"信号使者"，源源不断地分泌多种细胞因子与信号分子，如 GDNF、TGF-β 等。这些生物活性分子如同细胞间交流的"密码"，通过与内皮细胞表面的特异性受体结合，激活一系列复杂的细胞内信号传导通路，进而对内皮细胞的基因表达和功能产生深远影响。研究发现，在星形胶质细胞的"熏陶"下，内皮细胞紧密连接蛋白的表达显著增强，紧密连接结构变得更加稳固，犹如给血脑屏障模型的"城墙"加固一层。具体表现为，与星形胶质细胞共培养的脑微血管内皮细胞，其 claudin-5 的表达水平相较于单层培养的内皮细胞有了显著提升，同时细胞单层的跨内皮电阻（transendothelial electric resistance，TEER）值也大幅提高。TEER 值是衡量紧密连接程度的重要指标，其升高意味着紧密连接更加紧密，屏障功能得到显著增强。

同样，脑微血管内皮细胞与周细胞的共培养也具有独特的意义。周细胞与内皮细胞不仅存在直接的物理接触，还通过旁分泌作用，相互传递信号，共同调节血脑屏障的功能。周细胞能够分泌一系列细胞外基质成分，这些成分如同搭建房屋的"建筑材料"，为内皮细胞提供坚实的支持，助力血脑屏障样结构的构建。在这个过程中，周细胞对内皮细胞的增殖、分化及屏障功能的维持都发挥着不可或缺的作用。

尽管共培养模型在模拟体内环境方面迈出重要一步，但它仍然无法完全摆脱二维培养方式的束缚。与体内真实的血脑屏障相比，共培养模型虽增加细胞间的相互作用，但依旧是在二维平面上展开，无法全面还原血脑屏障的三维空间结构及复杂的微环境。此外，不同细胞的比例、培养条件及细胞间相互作用的平衡，都对模型的稳定性与重复性产生显著影响。这就要求研究人员在实验过程中，必须精心优化每一个实验参数，才能确保获得可靠且可重复的实验结果，这无疑增加实验的难度与复杂性。

（二）三维体外血脑屏障模型

随着对血脑屏障研究的深度与广度不断拓展，三维（3D）体外血脑屏障模型凭借其能够更逼真地模拟体内血脑屏障结构与功能的独特优势，逐渐成为该领域的研究焦点。

1. 基于水凝胶的三维模型

基于水凝胶的三维血脑屏障模型是利用水凝胶材料精心构建的具有三维立体结构的细胞培养体系，它为细胞提供一个与体内细胞外基质极为相似的微环境，宛如为细胞打造一个"模拟家园"。

水凝胶作为一种亲水性的高分子聚合物，具备良好的生物相容性与可塑性，其内部的三维网络结构能够容纳细胞在其中生长、迁移和相互作用。其中，Matrigel 是一种常用的水凝胶材料，它富含多种细胞外基质成分，如胶原蛋白、层粘连蛋白等，这些成分如同细胞生长的"营养土壤"，为细胞提供丰富的信号和支持。在构建模型时，研究人员将脑微血管内皮细胞、星形胶质细胞和周细胞等按照特定比例巧妙混合后，缓缓接种到 Matrigel 中。此后，细胞仿佛找到"归宿"，在水凝胶内部的三维空间中有序生长，并与周围的细胞紧密互动。在这个过程中，内皮细胞逐渐形成类似血管样的结构，而周围的星形胶质细胞和周细胞则紧紧围绕在内皮细胞周围，与之内在关联，共同构建起一个模拟体内血脑屏障的功能单元。

该模型的显著优势在于其对体内血脑屏障三维结构和细胞间紧密相互作用的高度模拟。研究表明，在基于 Matrigel 的三维模型中，内皮细胞呈现出更为丰富的紧密连接蛋白表达，紧密连接结构更加完整且有序，犹如一座精心搭建的"堡垒"，其屏障功能相较于二维模型有了质的提升。具体体现为，该模型的 TEER 值显著升高，意味着紧密连接更为紧密，对小分子和大分子物质的通透性显著降低，更加贴近体内血脑屏障的真实屏障特性。此外，水凝胶的成分和物理性质具有可调节性，研究人员可以根据不同的研究需求，通过调整水凝胶的配方和制备条件，模拟各种生理或病理状态下血脑屏障的微环境变化，为深入研究疾病状态下血脑屏障的功能改变提供强有力的工具。

然而，基于水凝胶的三维模型并非十全十美。水凝胶的成分和性质犹如一把"双刃剑"，虽然为细胞提供了适宜的微环境，但也可能对细胞的行为和功能产生潜在影响。而且，不同批次的水凝胶在成分和性能上可能存在细微差异，这会导致实验结果的重复性受到一定挑战。此外，该模型的构建过程相对复杂，需要精确控制多个实验参数，对实验技术要求较高，这无疑增加实验操作的难度与成本，限制了其在一些实验室的广泛应用。

2. 微流控芯片三维模型

微流控芯片三维血脑屏障模型作为近年来崭露头角的新型体外模型，巧妙融合了微流控技术与三维细胞培养技术，为血脑屏障的研究开辟一条全新的道路，提供更为先进、精准的研究平台。

微流控芯片犹如一个微观世界的"魔法工厂"，通常由多个微米级别的微通道和小室巧妙组合而成，具备精确控制流体流动和细胞培养环境的卓越能力。在构建血脑屏障模型时，研究人员将脑微血管内皮细胞小心翼翼地接种在微通道的内壁上，这些细胞会在微通道内逐渐生长并相互连接，形成类似血管内皮的连续单层结构。与此同时，在相邻的小室中精心培养星形胶质细胞或周细胞，通过微通道实现不同细胞间的物质交换与信号传递，宛如搭建起了细胞间沟通的"高速公路"。

这种模型的优势不胜枚举。首先，它能够高度精准地模拟体内血脑屏障所处的血流动力学环境。通过微流控芯片对培养液的流速和压力进行精确调控，可以逼真地模拟不同生理状态下脑血管内的血流情况，从而深入研究血流对血脑屏障功能的影响。例如，研究发现，适当的流体剪切力能够如同"指挥棒"一般，引导内皮细胞紧密连接蛋白的表达上调，进一步增强血脑屏障的屏障功能，如同给"屏障之门"加上一把更坚固的锁。其次，微流控芯片模型具备强大的多因素调控与监测能力。在小小的芯片上，研究人员可以同时培养多种细胞类型，并通过不同的微通道，如同"精细管道"一般，分别添加不同的药物、细胞因子等，实现对多种因素的同时调控，进而深入研究它们对血脑屏障功能的综合影响。此外，微流控芯片模型还具有高通量的显著特点，能够在同一芯片上并行开展多个实验，大幅提高实验效率，同时也增强实验结果的可靠性，如同为科研工作者提供一个高效的"实验工厂"。

然而，微流控芯片三维模型在带来诸多优势的同时，也面临着一系列严峻的挑战。芯片的制作工艺极为复杂，犹如打造一件精密的艺术品，需要高端的设备和精湛的技术，这导致其成本居高不下，限制了其在一些科研机构的广泛应用。由于芯片的微通道和小室尺寸微小，细胞的接种和培养过程犹如在微观世界中进行精细操作，对实验人员的技术要求极高，稍有不慎便可能影响实验结果。此外，如何在芯片上准确模拟体内复杂多变的生理和病理环境，以及如何将芯片实验结果与体内实际情况进行有效关联和转化，仍是亟待科研人员进一步深入研究和解决的关键问题。

二、血脑屏障研究的体内模型：在活体中洞察血脑屏障奥秘

（一）啮齿动物模型

啮齿动物模型，尤其是小鼠和大鼠模型，在血脑屏障研究领域占据着举足轻重的地位。由于其生理特征与人类有一定相似性，并且具有繁殖周期短、成本相对较低、易于操作等优势，成为科研人员探索血脑屏障奥秘的常用工具。

1. 正常生理状态下的啮齿动物模型

在研究血脑屏障正常生理功能时，正常生理状态下的啮齿动物模型发挥着关键作用。通过对这些动物的研究，科研人员能够深入了解血脑屏障的结构与功能特性。例如，利用小鼠模型，研究人员可以通过灌注技术，将带有标记的示踪剂注入血液循环系统，然后观察示踪剂在脑组织中的分布情况。通过这种方法，可以直观地评估血脑屏障对不同大小、电荷和化学物质的通透能力。

在正常生理状态下，小鼠的血脑屏障能够有效阻挡大多数大分子物质和病原体进入脑组织，维持脑组织内环境的稳定。对血脑屏障的超微结构研究发现，小鼠脑微血管内皮细胞间存在紧密连接，这些紧密连接由多种紧密连接蛋白，如 occludin、claudin-5 等组成，形成一道物理屏障。同时，血脑屏障上还存在多种转运体，如 GLUT1、氨基酸转运体

等，负责维持脑组织的营养物质供应和代谢产物排出。

此外，通过对啮齿动物血脑屏障的基因表达谱分析，研究人员可以深入了解血脑屏障相关基因的正常表达模式。这有助于揭示血脑屏障功能的分子调控机制，为进一步研究血脑屏障在疾病状态下的变化提供基础。

2. 疾病诱导的啮齿动物模型

为了研究血脑屏障在疾病状态下的变化，科研人员常常通过各种方法诱导啮齿动物产生特定的疾病模型，模拟人类中枢神经系统疾病的病理过程。

在缺血性脑卒中模型方面，常用的方法是大脑中动脉闭塞（middle cerebral artery occlusion，MCAO）法。通过手术夹闭小鼠或大鼠的大脑中动脉，造成局部脑组织缺血缺氧，从而诱导血脑屏障损伤。在MCAO模型中，随着缺血时间的延长，血脑屏障的完整性逐渐被破坏。研究发现，缺血数小时后，紧密连接蛋白的表达开始下降，紧密连接结构逐渐松散，导致血脑屏障通透性增加。同时，炎症反应也会被激活，大量炎症因子（如 TNF-α、IL-1β 等）释放，进一步加重血脑屏障的损伤。这种模型有助于研究缺血性脑卒中时血脑屏障损伤的机制，以及探索潜在的治疗靶点。

在阿尔茨海默病模型方面，通常采用转基因技术构建。例如，APP/PS1 双转基因小鼠，该模型表达突变的人 APP 和 PS1 基因，能够模拟人类阿尔茨海默病的病理特征，如脑内 Aβ 沉积、神经炎症等。在 APP/PS1 小鼠模型中，随着年龄增长，血脑屏障的功能逐渐受损。研究发现，Aβ 沉积可以激活炎症反应，导致紧密连接蛋白的表达和分布改变，同时影响血脑屏障上转运体的功能，如 LAT1 的表达下降，影响左旋多巴进入脑组织，进而影响疾病的治疗效果。

癫痫模型也是研究血脑屏障变化的重要模型之一。通过给予啮齿动物化学药物，如戊四氮（PTZ），可以诱导癫痫发作。在癫痫发作过程中，血脑屏障的通透性会发生改变。研究表明，癫痫发作时，炎症因子释放增加，紧密连接蛋白 occludin 和 claudin-5 的磷酸化水平升高，导致紧密连接结构破坏，血脑屏障通透性增加。这种模型有助于研究癫痫发作与血脑屏障损伤之间的相互关系，以及寻找改善血脑屏障功能的治疗方法。

（二）非人灵长类动物模型

非人灵长类动物模型，如猕猴、食蟹猴等，由于其在进化上与人类更为接近，在血脑屏障研究中具有独特的优势。它们的神经系统结构和功能与人类高度相似，血脑屏障的生理特性也更接近人类，因此在研究血脑屏障相关疾病和药物研发方面具有重要价值。

1. 研究血脑屏障生理功能的优势

非人灵长类动物的血脑屏障结构和功能与人类更为相似，这使得它们在研究血脑屏障生理功能方面具有独特的优势。例如，在研究血脑屏障的物质转运功能时，非人灵长类动物模型能够更准确地反映人类血脑屏障对各种物质的转运特性。研究发现，非人灵长类动物血脑屏障上的转运体表达谱和功能与人类更为接近，对于一些小分子药物和营养物质的转运机制与人类相似。这有助于更准确地评估药物通过血脑屏障的能力，为药物研发提供更可靠的参考。

此外，非人灵长类动物的大脑结构和功能与人类相似，在研究血脑屏障与神经系统的相互作用方面具有重要意义。通过对非人灵长类动物的研究，可以深入了解血脑屏障如何维持脑组织内环境的稳定，以及神经系统活动如何影响血脑屏障的功能。例如，研究发现，在非人灵长类动物的学习和记忆过程中，血脑屏障的功能会发生微妙的变化，这可能与神经递质的释放和代谢有关。

2. 在疾病研究与药物研发中的应用

在疾病研究方面，非人灵长类动物模型能够更好地模拟人类中枢神经系统疾病的病理过程。例如，在研究阿尔茨海默病时，非人灵长类动物模型可以更准确地重现人类患者脑内的病理变化，如 Aβ 沉积、神经纤维缠结等。与啮齿动物模型相比，非人灵长类动物模型的大脑体积更大，神经细胞数量更多，更能反映人类疾病的复杂性。通过对非人灵长类动物阿尔茨海默病模型的研究，可以更深入地了解疾病的发病机制，以及血脑屏障在疾病发展过程中的变化。

在药物研发方面，非人灵长类动物模型可以为药物的安全性和有效性评估提供更可靠的依据。由于其与人类的相似性，在非人灵长类动物模型中进行的药物试验结果更能预测药物在人类中的疗效和安全性。例如，在开发治疗中枢神经系统疾病的药物时，通过在非人灵长类动物模型中观察药物对血脑屏障的影响，以及药物在脑组织中的分布和代谢情况，可以更好地优化药物的配方和给药方案，提高药物研发的成功率。然而，非人灵长类动物模型也存在一些局限性，如成本高昂、繁殖周期长、伦理问题等，限制其大规模的应用。

（三）斑马鱼模型

斑马鱼模型近年来在血脑屏障研究中逐渐崭露头角，因其具有独特的生物学特性，为血脑屏障研究提供了新的视角和方法。

1. 斑马鱼血脑屏障的特点

斑马鱼作为一种模式生物，其血脑屏障具有一些独特的特点。斑马鱼胚胎发育迅速，在受精后 24h 内，血脑屏障就开始形成，这使得研究人员能够在早期胚胎发育阶段就对血脑屏障的形成和发育机制进行研究。同时，斑马鱼的血脑屏障结构相对简单，但功能上与哺乳动物的血脑屏障有一定的相似性。斑马鱼脑微血管内皮细胞间也存在紧密连接，能够限制大分子物质的通过，维持脑组织内环境的稳定。

此外，斑马鱼具有透明的胚胎和幼鱼期，这为研究血脑屏障的功能和药物通透性提供极大的便利。研究人员可以通过荧光标记技术，直观地观察血脑屏障对不同物质的通透情况，以及药物在脑组织中的分布。例如，将荧光标记的药物注入斑马鱼胚胎的血液循环系统，通过显微镜可以实时观察药物是否能够通过血脑屏障进入脑组织，以及在脑组织中的分布模式。

2. 在血脑屏障研究中的应用

在研究血脑屏障发育机制方面，斑马鱼模型具有得天独厚的优势。通过基因编辑技术，如 CRISPR/Cas9 系统，可以对斑马鱼血脑屏障相关基因进行敲除或过表达，研究这些基因在血脑屏障发育过程中的作用。例如，研究发现某些紧密连接蛋白基因的敲除会导致斑马鱼血脑屏障发育异常，通透性增加，从而揭示这些基因在血脑屏障形成中的关键作用。

在药物筛选方面，斑马鱼模型也具有很大的潜力。由于斑马鱼胚胎和幼鱼对药物的吸收和代谢相对简单，并且可以进行高通量的药物筛选。研究人员可以将大量的化合物添加到斑马鱼胚胎培养液中，观察药物对血脑屏障的影响，以及药物在脑组织中的作用。这有助于快速筛选出具有潜在治疗中枢神经系统疾病的药物，为药物研发提供新的线索。此外，斑马鱼模型还可以用于研究血脑屏障在疾病状态下的变化，如炎症、感染等对血脑屏障的影响，为疾病的治疗提供理论依据。

三、药物对血脑屏障影响的研究策略与方法

在深入探究药物对血脑屏障的影响时，需综合运用多元且精细的研究策略与方法，从细胞、整体动物及分子层面全方位剖析药物与血脑屏障间的相互作用机制。

（一）体外细胞模型研究方法

体外细胞模型凭借其高度可控的实验环境，成为研究药物对血脑屏障影响的基础且关键的手段。借助二维或三维体外血脑屏障模型，能深入观察药物对血脑屏障细胞的直接效应。

在二维单层细胞培养模型里，脑微血管内皮细胞于培养板上生长形成单层。对其施以不同浓度药物处理后，可从多方面评估药物对血脑屏障紧密性的影响。一方面，运用免疫荧光染色技术，以特定荧光抗体标记紧密连接蛋白 occludin 和 claudin-5，借助荧光显微镜，不仅能清晰观察到它们在细胞间的分布状况，还可通过荧光强度的变化直观判断其表达量的改变。若药物处理后，紧密连接蛋白的荧光强度显著减弱，或其分布从有序变得紊乱，这强烈暗示药物可能对紧密连接结构造成破坏，进而致使血脑屏障通透性增加。另一方面，通过测量 TEER 值，能更为精确地从量化角度评估血脑屏障的屏障功能。TEER 值的降低，意味着血脑屏障的电阻减小，即通透性升高，这无疑反映出药物对血脑屏障的

破坏作用。

对于共培养模型，其优势在于除了可开展与单层细胞培养模型类似的紧密连接蛋白及 TEER 值检测外，还能深入探究药物对不同细胞间相互作用的影响。例如，关注药物处理后星形胶质细胞分泌细胞因子的变化，以及这些变化对脑微血管内皮细胞紧密连接蛋白表达调节作用的改变。具体而言，运用 ELISA 技术，可精准检测细胞培养液中细胞因子，如 GDNF、TGF-β 等的含量；同时，利用实时定量 PCR 技术，检测内皮细胞中紧密连接蛋白相关基因的表达水平。通过综合分析这些数据，全面揭示药物对细胞间信号传递及血脑屏障功能的影响机制。

三维体外血脑屏障模型，如基于水凝胶的模型，因高度模拟体内血脑屏障的结构与微环境，为评估药物影响提供更全面且深入的视角。借助成像技术，如共聚焦显微镜，不仅能观察药物在三维结构中的扩散路径与分布特点，还能清晰呈现药物处理后细胞形态的三维变化及紧密连接结构的细节改变。此外，通过质谱分析等先进技术，可深入研究药物对细胞外基质成分，如胶原蛋白、层粘连蛋白等的影响，进一步明确药物对血脑屏障结构与功能的具体作用机制，为药物研发提供更具针对性的理论依据。

（二）体内动物模型研究方法

体内动物模型能够更真实地还原药物在生物体内对血脑屏障的影响，为研究提供贴近生理状态的重要场景。

在啮齿动物模型（如小鼠和大鼠）中，给予药物后，可借助多种技术手段展开研究。采用示踪剂技术时，先将带有放射性或荧光标记的示踪剂注入动物血液循环系统，随后给予药物处理。经过特定时间间隔，通过检测脑组织中示踪剂的含量与分布，精确评估血脑屏障的通透性变化。若药物处理后，脑组织中示踪剂的含量显著增多，这有力表明药物可能破坏血脑屏障的完整性，致使其通透性升高。与此同时，利用免疫组化技术，对脑组织中紧密连接蛋白进行特异性染色，直接观察药物对血脑屏障结构的影响，如紧密连接蛋白的表达部位与强度变化等。

对于疾病诱导的啮齿动物模型，如缺血性脑卒中模型，在成功诱导疾病后给予药物治疗，不仅能够探究药物对疾病状态下血脑屏障损伤的修复作用，还能深入挖掘药物的神经保护机制。通过检测炎症因子水平、氧化应激指标等多类生物标志物，全面分析药物是否通过调节炎症反应、减轻氧化损伤等途径来保护血脑屏障。例如，采用 ELISA 方法检测脑组织匀浆中 TNF-α、IL-1β 等炎症因子的含量，通过生化检测方法测 MDA、SOD 等氧化应激相关指标，综合评估药物对血脑屏障的保护效果，为临床治疗提供关键的理论支持。

非人灵长类动物模型由于在生理和解剖结构上与人类高度相似，在研究药物对血脑屏障影响方面具有无可替代的优势。借助先进的影像学技术，如 MRI 和 PET，能够在活体状态下动态、连续地观察药物对血脑屏障的影响。例如，通过 MRI 的对比增强扫描，可清晰观察到药物处理后血脑屏障的通透性变化，直观呈现血脑屏障的损伤或修复情况；利用 PET 技术，使用特定的放射性示踪剂，不仅能精确研究药物在脑内的分布和代谢情况，还能深入探究药物对血脑屏障转运体功能的影响，为药物研发提供极为重要的参考依据。然而，非人灵长类动物模型的使用面临成本高昂、繁殖周期长及复杂的伦理问题等挑战，限制其大规模应用。

（三）分子生物学与组学研究方法

分子生物学和组学技术犹如强大的显微镜，为深入理解药物对血脑屏障影响的机制提供了精准且全面的视角。

从分子生物学角度出发，实时定量 PCR 技术成为检测药物处理后血脑屏障相关基因表达变化的有力工具。通过精心设计针对紧密连接蛋白基因、转运体基因及炎症相关基因的引物，能够准确测定这些基因在药物作用下的表达水平改变。例如，研究发现某些药物处理后，紧密连接蛋白 claudin-5 的基因表达显著下调，提示药物可能通过影响该基因表达破坏血脑屏障的紧密性。通过深入分析这些基因表达的改变，逐步揭示药物影响血脑屏障功能的分子机制。

蛋白质印迹（Westernblot）技术则能进一步从蛋白质层面深入探究药物的作用机制。它不仅可以检测相关蛋白质的表达水平，还能精准分析蛋白质的磷酸化状态。以紧密连接蛋白为例，紧密连接蛋白的磷酸化状态与紧密连接的稳定性和血脑屏障的通透性紧密相关。通过 Westernblot 技术，能够明确药物处理后紧密连接蛋白磷酸化水平的变化，深入了解药物对紧密连接蛋白功能调节的具体机制，为药物研发提供关键的分子靶点信息。

在组学研究领域，转录组学犹如一幅全景地图，能够全面分析药物处理后血脑屏障细胞的基因表达谱变化。借助高通量测序技术，可一次性获取大量基因的表达信息，从中筛选出受药物显著影响的关键基因和信号通路。例如，在对药物处理后的血脑屏障细胞进行转录组测序分析后，发现某些信号通路，如 PI3K/Akt 信号通路相关基因的表达发生显著改变，进一步深入研究这些信号通路在药物影响血脑屏障功能中的作用机制，为药物研发提供全新的思路和方向。

蛋白质组学则从蛋白质整体层面全面解析药物对血脑屏障的影响。通过质谱技术，不仅能够鉴定和定量药物处理后血脑屏障细胞中蛋白质的表达变化，还能深入研究蛋白质的翻译后修饰情况，如磷酸化、糖基化等。这些修饰往往对蛋白质的功能起着关键调节作用。通过蛋白质组学研究，有助于发现新的药物靶点和生物标志物，为药物研发和治疗策略的制定提供坚实的基础和创新的方向。

四、药物跨血脑屏障转运的体内评价方法：精准评估药物的脑内之旅

准确评估药物跨血脑屏障转运是药物研发过程中的核心环节，体内评价方法能够在接近生理状态的复杂环境下，对药物穿越血脑屏障进入脑内的过程进行精准且全面的评估。

（一）脑内微透析技术

脑内微透析技术作为在体研究药物跨血脑屏障转运的前沿方法，通过巧妙的设计，在不显著干扰脑组织正常生理功能的前提下，实现对细胞外液中药物浓度的实时、动态监测。

该技术的核心在于将微透析探针精准植入动物脑组织特定区域。微透析探针由内管和外管组成，内管用于灌注含有已知浓度药物的灌流液，灌流液在探针的透析膜处与脑组织细胞外液进行物质交换。药物会依据浓度梯度从细胞外液扩散进入灌流液，随后通过外管流出。收集流出液后，运用高效液相色谱（HPLC）或质谱（MS）等高灵敏度分析技术测定其中药

物的浓度。通过精确计算药物在灌流液中的回收率，能够校正得到实际脑组织细胞外液中的药物浓度。

脑内微透析技术的独特优势在于能够实时反映药物在脑组织局部的浓度变化，从而精准评估药物跨血脑屏障转运的速率和程度。例如，在给予药物后，连续监测不同时间点流出液中药物的浓度，并据此绘制药物浓度 – 时间曲线。通过深入分析曲线的斜率、峰值及曲线下面积等参数，可以全面了解药物进入脑组织的速度、在脑组织中所能达到的最高浓度及在脑组织中的消除情况。此外，该技术还能够研究药物在不同脑区的分布差异，为精准定位药物作用靶点及准确评估药物疗效提供至关重要的信息，助力药物研发人员深入了解药物在脑内的作用机制。

（二）放射性核素标记法

放射性核素标记法是一种通过将药物标记上放射性核素，利用放射性检测技术来精确追踪药物在体内，尤其是在脑组织中分布情况的重要方法，以此全面评估药物跨血脑屏障的转运过程。

首先，依据药物的化学性质和实验需求，精心选择合适的放射性核素，如 ^{14}C、^{3}H、^{125}I 等，并通过特定的化学反应将其标记到药物分子上。标记后的药物通过静脉注射、腹腔注射等适宜方式进入动物体内。在药物分布的不同时间点，运用放射性探测器，如 γ 计数器或 PET 扫描仪，对动物全身或特定组织器官进行放射性检测。

对于脑组织的检测，在实验结束后，通常需要人道处死动物，迅速取出脑组织。通过放射性自显影技术，能够直观地将脑组织中放射性标记药物的分布以图像形式呈现出来，清晰展示药物在不同脑区的浓集程度，为研究药物在脑内的分布模式提供直观依据。此外，通过对脑组织不同部位进行放射性计数，还可以定量分析药物在脑组织中的含量，进而精确评估药物跨血脑屏障的转运效率。

放射性核素标记法的显著优点在于其极高的灵敏度，能够检测到极微量的药物在体内的分布情况。同时，借助 PET 等先进技术，还可以在活体状态下动态、连续地观察药物在脑内的分布和代谢过程，为深入研究药物的脑内动力学提供强大的技术支持。然而，该方法也存在一定局限性，需要特殊的放射性检测设备，并且操作过程中存在放射性污染风险，因此在操作过程中必须严格遵守放射性防护规定，确保实验人员的安全和环境的安全。

（三）HPLC-MS 结合组织匀浆法

HPLC-MS 结合组织匀浆法是一种广泛应用于定量分析药物在脑组织中含量的可靠方法，通过准确测定脑组织中的药物含量，实现对药物跨血脑屏障转运的有效评估。

在实验过程中，给予动物药物后，在预先设定的特定时间点迅速处死动物，快速取出脑组织。将脑组织进行匀浆处理，此过程旨在使药物从组织细胞中充分释放出来。随后，通过离心等常规方法去除组织碎片，收集上清液，以获取含有药物的样本。

将上清液注入 HPLC-MS 系统进行全面分析。HPLC 利用不同物质在固定相和流动相之间的分配系数差异，对样品中的药物进行高效分离。而 MS 则通过精确检测离子的质荷比，对分离后的药物进行精准的定性和定量分析。通过与已知浓度的药物标准品进行细致对比，能够准确测定脑组织匀浆中药物的含量。

这种方法能够准确测量药物在脑组织中的总量，从而精准评估药物跨血脑屏障进入脑组织的程度。同时，通过在不同时间点取样分析，可以绘制出药物在脑组织中的浓度 – 时间曲线，深入了解药物在脑内的代谢动力学过程，包括药物的吸收、分布、代谢和排泄等各个环节。此外，HPLC-MS 技术具备高灵敏度和高选择性的特点，能够在复杂的生物样品中精准检测到微量药物的存在，为药物跨血脑屏障转运的研究提供了稳定、可靠的数据支持，有力推动药物研发进程。

五、展望

血脑屏障，这一存在于中枢神经系统中的特殊结构，宛如一座精密而复杂的堡垒，始终守护着神经系统的稳定与健康。对其深入研究，不仅是探索神经系统正常生理功能的关键钥匙，更是攻克诸多中枢神经系统疾病的核心所在。

从血脑屏障的组成与结构来看，它是一个由脑微血管内皮细胞、基膜、周细胞及神经胶质细胞等共同搭建的复杂体系。脑微血管内皮细胞间的紧密连接，犹如坚固的城墙，由 occludin、claudin 等多种紧密连接蛋白相互交织构成，严格限制物质的随意通行。基膜则像坚实的地基，为细胞提供支撑，并参与细胞间的信号交流。周细胞环绕微血管，与内皮细胞直接接触并分泌细胞因子，对血脑屏障的稳定性、血管生成及物质转运进行精细调控。神经胶质细胞，尤其是星形胶质细胞，以其足突与微血管内皮细胞相互作用，分泌生物活性物质，在维持血脑屏障的完整性方面功不可没。这种精妙的结构赋予血脑屏障高度选择性通透功能，既能精准摄取氧气、葡萄糖等营养物质，又能有效阻挡病原体与有害物质，为神经元营造稳定的内环境。

　　血脑屏障的生理功能丰富且关键。物质转运上，多种特异性转运蛋白和载体系统确保营养物质的高效摄取与代谢产物的及时排出，如GLUT1 对葡萄糖的转运，氨基酸转运体对神经递质合成原料的供应。免疫调节方面，它严格把控免疫细胞进出，维持免疫平衡，既避免免疫过度损伤神经组织，又能在必要时引导免疫细胞有序进入，启动防御。此外，作为神经血管单元的重要部分，血脑屏障参与神经血管耦合，协调神经元活动与血流供应，保障神经系统功能的高效运行。

　　然而，在众多中枢神经系统疾病（如缺血性脑卒中、阿尔茨海默病、癫痫等）的侵袭下，血脑屏障的功能遭受严峻挑战。缺血性脑卒中时，脑组织缺血缺氧引发炎症反应与氧化应激，导致紧密连接蛋白降解，血脑屏障通透性增加，引发血管源性脑水肿。阿尔茨海默病中，Aβ 沉积激活炎症反应，破坏血脑屏障结构与功能，进一步加重神经退行性变。癫痫发作则通过引发炎症，改变紧密连接蛋白状态，使血脑屏障通透性异常，形成恶性循环。这些疾病状态下血脑屏障的变化，深刻揭示疾病的发病机制，为治疗策略的制订提供关键靶点。

　　围绕血脑屏障的研究方法不断演进。体外模型从传统二维的单层细胞培养模型、共培养模型，发展到更贴近体内真实环境的三维模型，如基于水凝胶和微流控芯片的三维模型，为研究提供更可控、更具模拟性的平台。体内模型涵盖啮齿动物、非人灵长类动物及斑马鱼模型。啮齿动物模型因成本低、易操作广泛用于基础研究；非人灵长类动物模型因与人类相似性高，在药物研发和疾病机制研究中独具优势；斑马鱼模型以胚胎发育迅速、透明的特性，为血脑屏障发育机制和药物筛选提供新视角。同时，研究药物对血脑屏障影响及药物跨血脑屏障转运的方法也日益丰富，包括体外细胞模型、体内动物模型及分子生物学与组学研究方法等，从不同层面深入剖析两者的相互作用。

　　尽管血脑屏障研究已取得显著进展，但仍面临诸多挑战。例如，血脑屏障在生理和病理状态下的精细调控机制尚未完全明晰，这限制了我们对其功能的深入理解与干预。此外，如何将基础研究成果有效转化为临床治疗手段，也是亟待解决的问题。目前，针对血脑屏障相关疾病的治疗方法仍相对有限，多数处于实验阶段，距离广泛应用于临床还有很长的路要走。

　　展望未来，血脑屏障研究有望在多方面取得突破。一方面，随着技术的不断创新，如基因编辑技术、高分辨率成像技术等的发展，我们有望更深入地解析血脑屏障的分子机制和细胞间相互作用，为开发更精准的治疗策略提供坚实基础。另一方面，加强多学科融合，整合生物学、医学、材料科学等多学科知识与技术，将有助于开发出更有效的药物递送系统，突破血脑屏障的限制，实现中枢神经系统疾病的靶向治疗。同时，建立更加完善的疾病模型，模拟人类疾病的复杂性，将提高研究结果的临床相关性和可靠性。

　　相信在科研人员的不懈努力下，血脑屏障的神秘面纱将逐渐被揭开，为中枢神经系统疾病的治疗带来新的曙光，最终改善患者的生活质量，为人类健康事业做出重要贡献。